Dr. med. Angela Krogmann

Wechseljahre – ja natürlich!

Sanfte Begleitung mit Heilpflanzen, Yoga,
Ernährung, Kneipp-Anwendungen & Co.

Haben Sie Fragen zum Thema Wechseljahre?
Anregungen zum Buch?
Erfahrungen, die Sie mit anderen teilen möchten?

Nutzen Sie unser Internetforum:
www.mankau-verlag.de

mankau

Bibliografische Information der Deutschen Nationalbibliothek
Die Deutsche Nationalbibliothek verzeichnet diese Publikation in der
Deutschen Nationalbibliografie; detaillierte bibliografische Daten sind im
Internet über http://dnb.d-nb.de abrufbar.

Dr. med. Angela Krogmann & Birgit Frohn
Wechseljahre – ja natürlich!
Sanfte Begleitung mit Heilpflanzen, Yoga, Ernährung, Kneipp-Anwendungen & Co.
ISBN 978-3-86374-043-6

1. Auflage 2012

Mankau Verlag GmbH
Postfach 13 22, D-82413 Murnau a. Staffelsee
Im Netz: www.mankau-verlag.de
Internetforum: www.mankau-verlag.de/forum

Lektorat: Dorit Zimmermann, Neuried
Endkorrektorat: Dr. Thomas Wolf, MetaLexis
Gestaltung Umschlag: Andrea Barth, Guter Punkt GmbH & Co. KG,
München, www.guter-punkt.de
Gestaltung Innenteil: Sebastian Herzig, Mankau Verlag GmbH

Fotos: plainpicture - Fancy Images (U1); Eléonore H - Fotolia.com (7); wbritten - iStockphoto.
com (8); redhumv - iStockphoto.com (15); ozgurdonmaz - iStockphoto.com (17); STEEX -
iStockphoto.com (25); BirdImages - Stockphoto.com (32); gmf1963 - Fotolia.com (41);
Uwe Grötzner - Fotolia.com (44); Nick_Thompson - iStockphoto.com (51); ktsimage -
iStockphoto.com (64); sankai - iStockphoto.com (69); samxmeg - iStockphoto.com (77); Bibigon -
iStockphoto.com (80); thingamajiggs - Fotolia.com (85); Deutsche Homöopathie Union,
Karlsruhe (89); diego_cervo - iStockphoto.com (94); kokouu - iStockphoto.com (114);
dvande - Fotolia.com (121); skynesher - iStockphoto.com (122); dima266f - Fotolia.com (130);
asiseeit - iStockphoto.com (134); TommL - iStockphoto.com (141); Violetta - Fotolia.com (144);
emer - Fotolia.com (146, 148); chungking - Fotolia.com (148); Kanusommer - Fotolia.com (149);
Gala_Kan - iStockphoto.com (151); Yuri Arcurs - Fotolia.com (154); Sandor Jackal -
Fotolia.com (169); asiseeit - iStockphoto.com (177); targovcom - iStockphoto.com (215)

Zeichnungen: Sascha Wuillemet, München
(159, 161–164, 173, 178–179, 185, 187, 189, 191–192, 210–212)

Druck: Bercker Graphischer Betrieb GmbH & Co. KG, Kevelaer

Hinweis des Verlags
Die Autorin hat bei der Erstellung dieses Buches Informationen und Ratschläge mit Sorgfalt
recherchiert und geprüft, dennoch erfolgen alle Angaben ohne Gewähr; Verlag und Autorin
können keinerlei Haftung für etwaige Schäden oder Nachteile übernehmen, die sich aus der
praktischen Umsetzung der in diesem Buch dargestellten Inhalte ergeben. Bitte respektieren Sie
die Grenzen der Selbstbehandlung und suchen Sie bei Erkrankungen einen erfahrenen Arzt oder
Heilpraktiker auf.

Der Inhalt wurde auf 100 % Recyclingpapier gedruckt, das unter anderem mit dem Blauen Engel
und dem Europäischen Umweltzeichen zertifiziert ist. Auf chemische Wirkstoffe und Bleichmittel
wurde bei der Herstellung des Papiers vollständig verzichtet.

Inhalt

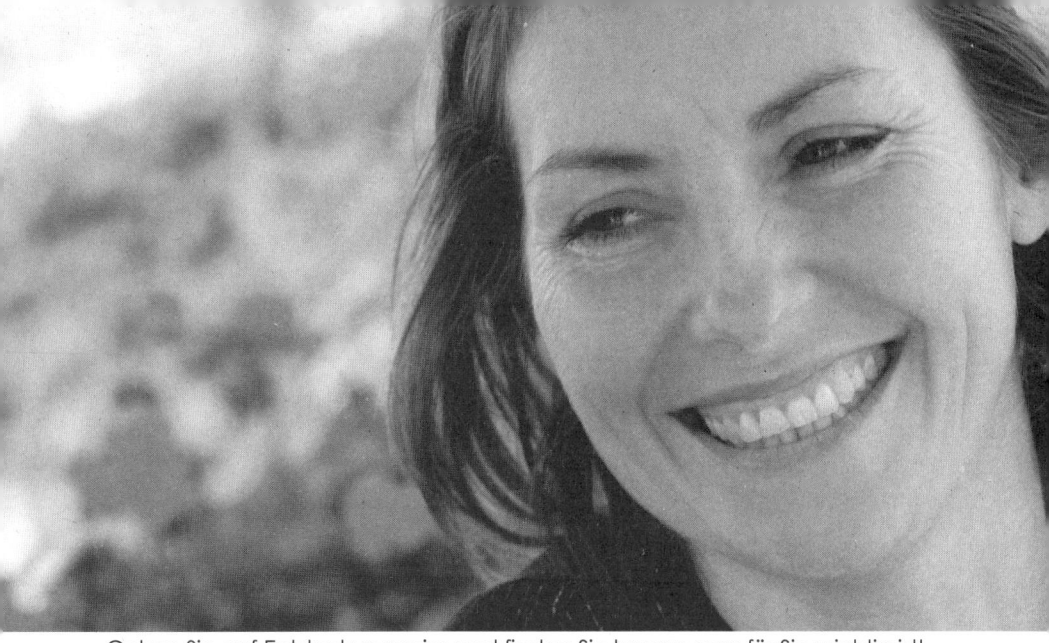

Gehen Sie auf Entdeckungsreise und finden Sie heraus, was für Sie wichtig ist!

Eine neue Ära

Sie haben allen Grund, sich zu freuen. Mit dem Eintritt in die Wechseljahre beginnt ein sehr spannender Lebensabschnitt. Diese neue Phase birgt ein enormes Potenzial. Machen Sie sich deshalb erwartungsvoll auf den Weg und nehmen Sie die vielen neuen Möglichkeiten, die sich Ihnen bieten, freudig an. Sie werden staunen, welch angenehme Überraschungen auf Sie warten.

Die Wechseljahre sind eine immense Chance für jede Frau – nichts von wegen »Anfang vom Ende«! Sie sind vielmehr der Beginn von etwas ganz Neuem: auf allen Ebenen. Sowohl körperlich als auch im geistigen und seelischen Bereich öffnen sich Türen, die bislang verschlossen waren. Es gibt so viel zu entdecken – gemäß den Worten der bekannten US-amerikanischen Talkmasterin Oprah Winfrey, die hier bestens passen: »Ich habe mit vielen Frauen gesprochen, die die Wechseljahre als ein Ende sehen. Ich habe jedoch festgestellt, dass es ein Moment ist, um sich selbst neu zu entdecken, nachdem man sich jahrelang nur um andere gekümmert hat. Es ist eine Chance herauszufinden, was für einen selbst wichtig ist, und dies mit eigener Energie, eigener Zeit und eigenem Talent zu verfolgen.«

Vollkommen natürlich

Es ist einfach so. Und es ist ein ganz natürlicher Prozess – und damit richtig. Im Alter zwischen Mitte vierzig und Mitte fünfzig neigt sich der Vorrat an Eizellen dem Ende zu. Das, was von Geburt an in den Eierstöcken eines jeden weiblichen Säuglings wohl behütet schlummert, ist von Anfang an gezählt und damit endlich, genau wie wir selbst.

Anders als beim Mann werden die Grundlagen zur Fortpflanzung bei der Frau nicht stetig nachgeliefert. Vielmehr steht ein gewisses Kontingent an Eizellen zur Verfügung. Ist dieses ausgeschöpft, gibt es keinen Nachschub mehr. Enthalten die Eierstöcke kein Ei mehr, das sie in einem regelmäßigen Zyklus heranreifen lassen können, dann drosseln sie ihre Hormonproduktion. Das ist nur verständlich, denn alles andere wäre Energievergeudung. Die ist schließlich auch in unserem Körper knapp und damit sehr wertvoll.

Der Zeitpunkt, an dem das letzte Ei zu seiner Reifung springt, ist von Frau zu Frau vollkommen unterschiedlich. Vor allem ist er nicht zu beeinflussen. Auch keine noch so gesundheitsbewusste Ernährung kann hier etwas ausrichten. Ebenso wenig eine vorbildliche

Selbstbewusst und leistungsstark – auch und gerade in den Wechseljahren.

Lebensweise im Dienste lang anhaltender Vitalität. Und schon gar nicht die Einnahme von Hormonen.

Nein, der Körper lässt sich nicht dreinreden. Er weiß genau, dass sein Reservoir an Eizellen irgendwann erschöpft ist. Dieser Moment ist eines Tages einfach da: bei der einen Frau früher, bei der anderen später. Die Zeit der Fortpflanzungsfähigkeit geht damit auf natürliche Weise zu Ende – ein Geschehen, das Galaxien entfernt ist vom »Kranksein«. Auch wenn das Frauen leider nach wie vor suggeriert wird: Sie sind ja nun ein »Hormonmangelwesen« – mitnichten. Den Wechseljahren und der Menopause – der letzten Periodenblutung – gilt es keineswegs ängstlich gegenüberzustehen – ganz im Gegenteil.

Dennoch ein Tabu

Schön und gut, alles ganz natürlich und normal. Klar, trifft jede Frau – gar nicht klar! Frauen vor und um die fünfzig können heutzutage alles sein: schlank und schlau, erotisch und erfolgreich, attraktiv und angesehen; nur bitte nicht in den Wechseljahren. Davon will doch keiner etwas wissen. Hitzewallungen, Launen, Schlafstörungen und dieses ganze Theater? Also nee! Dann viel lieber Pubertät, das kommt besser an. Der Eintritt in die Fruchtbarkeit hat ein wesentlich besseres Image als ihr Ende.

Woraus nur speist sich das Tabu der Wechseljahre? Anscheinend schlagen uns die Errungenschaften der letzten Jahrzehnte hier ein Schnippchen. Je besser es uns inzwischen gelingt, vital und jung zu bleiben, desto weniger können wir es ertragen, dass bestimmte biologische Vorgänge irgendwann zu Ende gehen.

Forever young and beautiful

Genau, Jugendlichkeit und Schönheit gehen über alles. Das ist das Ziel, dem wir ja bereits sehr nahe gekommen sind. Älter zu werden heißt nicht mehr, auch älter zu sein oder, noch schlimmer, so auszusehen. Dieser Auftrag wird erfüllt.

So stehen wir nun also da: in einer Gesellschaft, die das Altwerden abgeschafft hat und die zunehmendes Alter in einen Topf wirft mit »pflegebedürftig«, »kränklich« und »geistig schwach«. Vitalität wird festgemacht am Geburtsjahr im Ausweis.

Da wundert es nicht, dass wir Probleme mit den Wechseljahren haben. Wenn diese kommentiert werden mit Sätzen wie »jetzt kommt sie auch in die Jahre«, mit »na ja, sexuell anziehend ist die ja nicht mehr« oder mit »die besten Zeiten hat sie hinter sich« – au weia.

Überall voll gefordert

Frauen in der Lebensmitte sind heute auf vielen Ebenen voll eingespannt. Wer beruflich Karriere macht, ist gerade mit dem Aufstieg auf die Erfolgsleiter ausreichend beschäftigt, mal abgesehen von der stets drohenden Absturzgefahr. Wir wissen ja, wie tief man fallen kann. Andere Frauen, die ihren Job verloren haben, müssen möglicherweise noch einmal komplett von vorne und mit etwas Anderem anfangen: sich selbstständig machen oder vielleicht auch in einen neuen Beruf einsteigen. Auch wer nach familiär bedingter Pause wieder in das Arbeitsleben zurückkehrt, hat es nicht einfach. An Ruhestand oder kürzere Arbeitszeiten ist oft nicht zu denken.

Im Privatleben geht es in der Regel nicht weniger anspruchsvoll zu. Die Kinder werden flügge und damit auf andere Weise anstrengend, die Eltern möglicherweise krank und pflegebedürftig. Dazu gesellen sich mitunter Probleme in der Partnerschaft oder im Freundeskreis. Jetzt auch noch die Wechseljahre und eventuell damit verbundene Beschwerden? Nein, nur das nicht! Da ist der Griff zur Hormonpille doch sehr naheliegend.

Die gemachte Krankheit

Die Wechseljahre sind ein »behandelbares Schicksal« – so titelte ein Buch, noch immerhin aus dem Jahr 2005. Immerhin deshalb, weil die Wechseljahre bereits in den 1960er Jahren den Stempel der Krankheit aufgedrückt bekamen. Jenseits ihrer Gebärfähigkeit galt die Frau über Jahrzehnte hinweg als biologisch nicht vorgesehen. Demgemäß könne sie auch einzig mit hormonell wirksamen Präparaten gesund erhalten werden. Wie dumm, wer sich nicht mit Östrogentabletten und Co. behalf – willkommene Kundschaft für die pharmazeutische Industrie. Die Angst vor der »Krankheit« Wechseljahre bescherte ihr und natürlich zahllosen Ärzten einen regen Zustrom an Patientinnen, inklusive guter Umsätze, die übrigens vor allem – wie Studien zeigten – von jenen Frauen kamen, die sich gegen Falten oder nachteilige Veränderungen ihrer Figur wappnen wollten. Tatsächliche Probleme wie depressive Verstimmungen oder Osteoporose brachten nur eine Minderheit der Betroffenen zum Arzt und in Folge zum Rezept für Hilfe aus dem Hormonlabor.

Wie auch immer, das viel zu wenig hinterfragte Vertrauen in Hormonpräparate ist Geschichte. Zahlreiche wissenschaftliche Untersuchungen brachten die Risiken zu Tage, die eine Hormonersatztherapie – kurz HET – (S. 78 ff.) in sich birgt. Jenseits der gesundheitlichen Gefahren haben sich auch die Versprechungen der ewigen Jugend durch Hormonpräparate als haltlose Illusion entpuppt. Was bleibt, sind Fragen, aber auch ein Umdenken – endlich!

Langsames Erwachen

Irgendwie räkelt sich das weibliche Bewusstsein, streckt sich, macht sich lang und wirft ein neues Licht auf das »unleidige« Thema. Die Wechseljahre als »Anfang vom Ende« haben abgedankt, denn inzwischen wertschätzen und entdecken immer mehr Frauen, was sie an sich selbst erfahren: in den Wechseljahren genauso vital und gesund zu sein wie eine Jüngere und noch Gebärfähige, und sich oftmals sogar wesentlich besser zu fühlen.

Diese Gelassenheit hinterlässt ihre Spuren. Nicht nur in der Frauenwelt, die immer mehr zu den Folgen ihrer absehbar begrenzten hormonellen Wackelpartie steht, auch Industrie und Handel erkennen das neue Selbstbewusstsein und das Potenzial, das darin steckt. Frauen in den Wechseljahren sind inzwischen als wichtige Verbrauchergruppe erkannt worden. Die Erkenntnis über das enorme Potenzial dieser Lebensphase mündet in ellenlangen Produktreihen zur Pflege von Haut und Haaren bis hin zu speziellen Wellness- und Reiseangeboten. Seien wir gespannt, was noch alles kommt.

Mein letzter Tampon

Uff, endlich keine Menstruationsbeschwerden mehr, auch nicht mehr diese elenden Stimmungsschwankungen alle vier Wochen. Endlich auch Spaß beim Sex haben können, ohne stets an Verhütung denken zu müssen. Wenn das mal nicht gut ist!

Frau sein – Frau bleiben

Die hormonellen Veränderungen und das Ende der Fruchtbarkeit sind keineswegs auch das Ende des Frauseins – dieses verändert sich lediglich. Der Titel »Gestern jung und morgen schön« eines im Jahr 2010 erschienenen Buches bringt das sehr gut zum Ausdruck, ebenso wie das, was die deutsche Kabarettistin Desiree Nick einst über die Wechseljahre sagte: »Die Wechseljahre sind die Postpubertät, die zweite Volljährigkeit ...«

Die neue Phase im Leben einer Frau birgt auch eine neue Fruchtbarkeit in sich. Dank dieser lässt sich das Leben neu sondieren, lassen sich lang gehegte Träume verwirklichen und längst fällige Entscheidungen treffen. Nicht umsonst erleben so viele Frauen die Zeit der Wechseljahre und danach als wunderbaren Lebensabschnitt, in dem sich vieles für sie zum Besseren verändert.

Neues Ego

Mit den körperlichen Umstellungen reift auch ein neues Bewusstsein heran – über sich selbst und über die Umstände, in denen das Leben stattfand und -findet. Durch diese Besinnung erkennen viele Frauen, was sie dringend in ihrem Leben verändern möchten und sollten, und auch, was nicht mehr zu ihnen passt – gründliche Aufräumarbeiten, im Zuge derer das Eine oder Andere, was sich als »ausgelebt« entpuppt hat, ausgemustert wird. Oftmals beginnen Frauen noch eine neue berufliche Laufbahn, machen sich beispielsweise selbstständig oder wechseln in einen komplett anderen Beruf. Viele Frauen entdecken nun auch eine kreative Ader in sich, der sie jetzt endlich gerecht werden können.

Solche Prozesse der Selbstfindung mögen durchaus egoistisch anmuten. Allerdings handelt es sich dabei um einen wichtigen und gesunden Egoismus – die Frauen entwickeln ein neues Selbstbe-

13

wusstsein, und das ist sehr gut so. Schließlich liegt vor den meisten von ihnen noch fast die Hälfte ihrer Lebenszeit. Ein Lebensalter jenseits der achtzig ist bei Frauen bekanntlich keine Seltenheit mehr. Entsprechend ist es nur richtig – und jeder Frau zu wünschen – sich genau zu überlegen, wie sich die zweite Lebenshälfte konkret gestalten soll.

Selbstbewusste Ziele tun übrigens auch körperlich gut. In vergleichenden Studien stellte sich nämlich Interessantes heraus: Frauen, die den Wechseljahren ohne Perspektiven und eigene Pläne entgegengehen, haben überwiegend stärker ausgeprägte Beschwerden. Frauen hingegen, die im Beruf wie im privaten Bereich ausgefüllt sind und eine klare Orientierung für sich haben, leiden weitaus weniger unter Problemen durch die hormonellen Veränderungen.

Wechseljahre, was ist das denn?

Schauen wir einmal über unseren Tellerrand – sprich: in andere Länder und Kulturen –, so offenbart sich eine ganz andere Sicht auf Wechseljahre und Menopause. Diesen wird nämlich keineswegs überall so kritisch gegenübergestanden wie hierzulande – ganz im Gegenteil. Dem hormonellen Übergang wird, wenn überhaupt, positive Bedeutung beigemessen.

Zunächst zum »Wenn«: In so manchen Kulturkreisen existiert gar kein Wort für »Wechseljahre«. So kennt unter anderem die ansonsten so wortreiche japanische Sprache keinen Begriff für diese Phase der hormonellen Umstellung bei der Frau. Eines von zahlreichen Beispielen, dass die Wechseljahre keineswegs universell als einschneidendes Ereignis im weiblichen Leben gewertet werden. Darüber hinaus wird die Zeit des Wechsels nicht automatisch an die eine oder andere Beschwerde gekoppelt. Zu diesen Ergebnissen kamen auch ethnologische Studien – also Untersuchungen, die verschiedene Kulturen miteinander vergleichen.

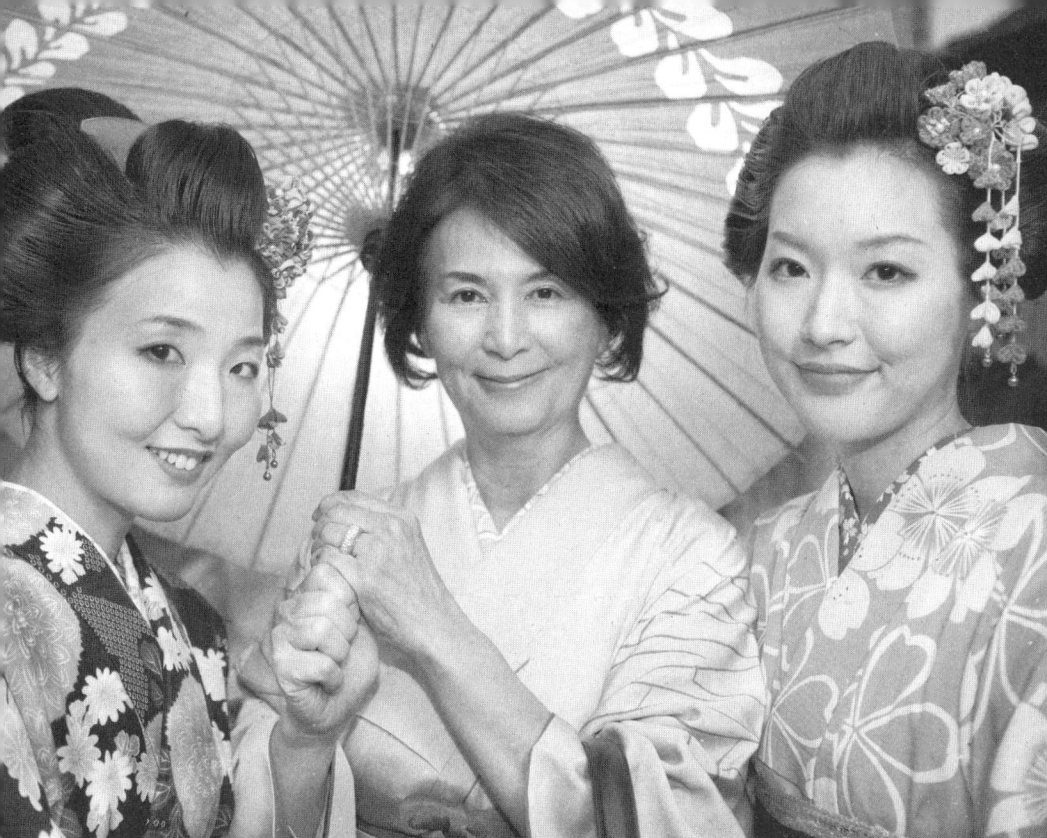

»Andere Länder, andere Sitten«, sagt das Sprichwort. Das trifft auch auf die Wechseljahre zu.

Blicken wir noch einmal in das Land der aufgehenden Sonne. Hier werden die Wechseljahre als vollkommen natürliche Station im Prozess des allmählichen Alterns begriffen. Entsprechend sehen ihnen japanische Frauen ohne jede Dramatik oder Endzeitstimmung entgegen. Obwohl sie zweifelsohne ebenso das eine oder andere Problem im Rahmen der hormonellen Veränderungen erleben, stehen sie diesen jedoch nicht so negativ gegenüber wie viele ihrer Geschlechtsgenossinnen in den westlichen Ländern.

Lassen wir unseren neugierigen Blick durch weitere asiatische Nationen schweifen. In vielen von ihnen, wie etwa in Indien, steigt der soziale Status einer Frau mit zunehmendem Alter. Nach Ende ihrer Gebärfähigkeit erhalten sie neue Machtbefugnisse und können fortan Dinge tun, die ihnen zuvor versagt blieben. So dürfen sie nun nach Belieben an religiösen Veranstaltungen teilnehmen – dies ist

Frauen nämlich gemäß hinduistischem und muslimischem Glauben während ihrer Menstruation verboten. Nach der Menopause genießen sie mithin eine größere religiöse Freiheit. Doch nicht nur in diesem Bereich, auch im Privatleben sind die Wechseljahre für Frauen in außereuropäischen Ländern meist eine Erleichterung – in vielerlei Hinsicht. Nicht umsonst wird diese Phase in asiatischen Kulturen als Eintritt in einen spirituelleren Lebensabschnitt gewertet. Angesichts derartiger Konstellationen empfinden Frauen den hormonellen Wechsel weitaus weniger belastend, sondern vielmehr verlockend. Daran nehmen wir uns doch gerne ein Beispiel!

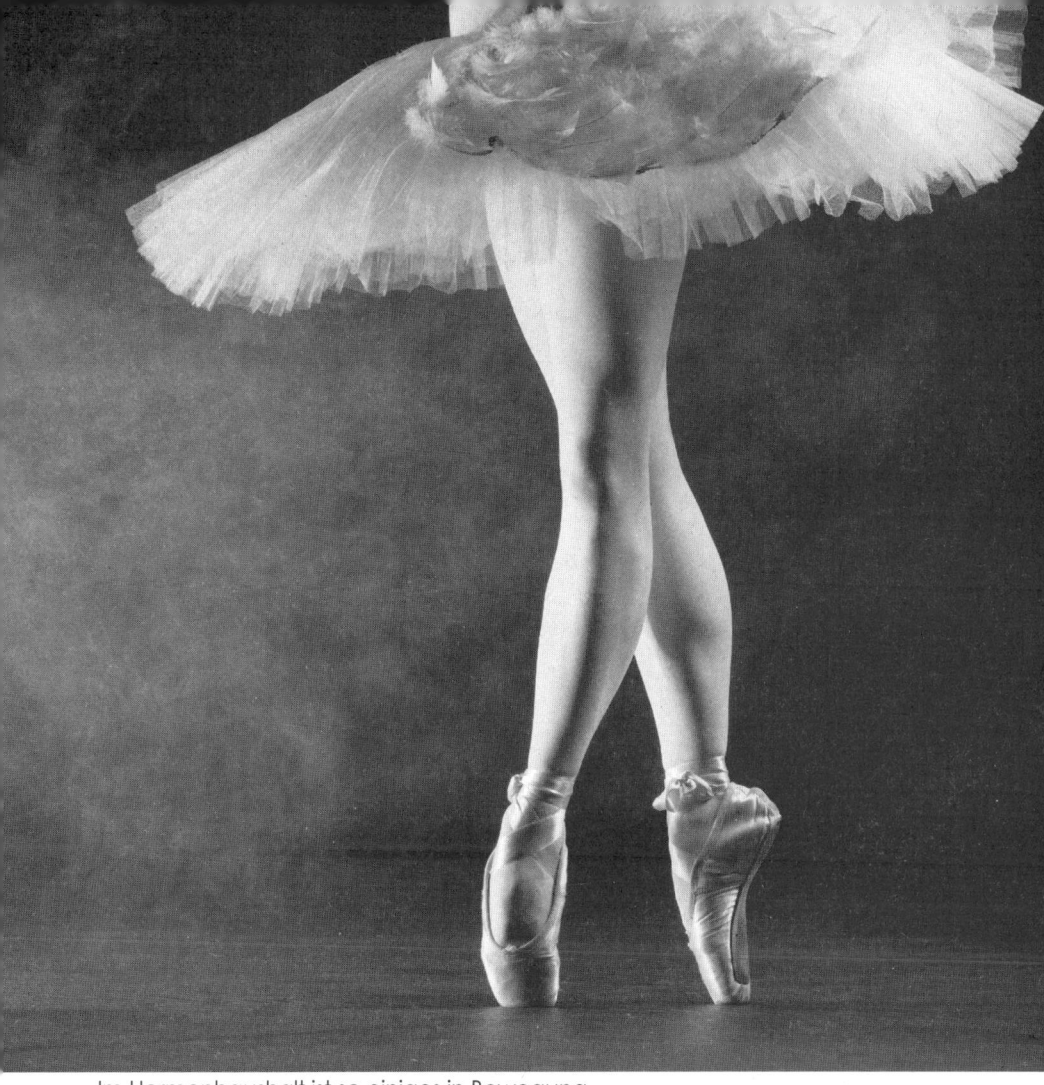

Im Hormonhaushalt ist so einiges in Bewegung...

Tanz der Hormone

Kennzeichen der Wechseljahre sind die zahlreichen hormonellen Veränderungen, die sich in diesem Lebensabschnitt vollziehen. Dabei hat unser Körper einiges zu bewältigen. Wie Sie gleich lesen werden, tut sich ordentlich was bei den Botenstoffen unseres Organismus. Damit Sie deren Pirouetten besser nachvollziehen können, machen wir zunächst einen kleinen Rundgang durch unser Hormonsystem.

Fein abgestimmtes Zusammenspiel

Hormone sind die Zeremonienmeister, die das Protokoll ausgeben, nach dem das multiple Geschehen in unserem Körper seinen Lauf nimmt. Von den endokrinen Drüsen gebildet und freigesetzt, reisen die Botenstoffe via Blutkreislauf durch den Körper, um ihre Nachrichten zu überbringen. Auf diese Weise setzen Hormone zahllose Prozesse in Gang und koordinieren sie. Daher auch ihr Name: Das griechische Wort »hormao« bedeutet »antreiben« und »anregen«.

Ob Fortpflanzung und Sexualität, Wachstum und Stoffwechselgeschehen, Mineralstoff- und Zuckergehalt im Blut, Flüssigkeitshaushalt oder Muskeltätigkeit – alles steht unter dem Diktat der Hormone. Ebenso wie unsere Optik und der Zustand von Haut, Haaren und Nägeln. Natürlich geht auch unsere sexuelle Lust auf das Konto der Hormone. Die hausgemachten Stoffe der Leidenschaft sind die wirksamsten Aphrodisiaka. Auch unser seelisches Befinden unterliegt dem Einfluss der körpereigenen Boten: Sie vermitteln Empfindungen von Freude und Lebenslust, steuern Verhalten und Gefühle.

Die Herolde des Körpers

Hormone sind gewissermaßen die Gesandten des Organismus, denn sie haben die Aufgabe, Nachrichten zu übermitteln. Diese Botschaften lösen bestimmte Reaktionen bei ihren Empfängern, den Zielorganen, sprich: den Zellen und Geweben aus. Vor diesem Hintergrund nennt man die Hormone auch die Botenstoffe unseres Körpers.

Für das Oberkommando über das Hormonsystem zeichnet ein bestimmter Bereich unseres Zwischenhirns verantwortlich: der Hypothalamus. Auf bestimmte Reize hin sondert er spezielle Hormone ab, die ihrerseits wiederum endokrine Drüsen zur Produktion von Botenstoffen anregen. Auf diese Weise kontrolliert der Hypo-

Stets unter Kontrolle

Unser Hormonsystem lässt sich als Regelkreis auffassen, in dem es zur Aufrechterhaltung bestimmter Konzentrationen an Botenstoffen komplizierter Steuerungen bedarf: Sinkt der Spiegel eines Hormons im Blut ab, ergeht umgehend Meldung an die Kommandozentrale im Gehirn. Diese entsendet daraufhin den Befehl, seine Produktion anzukurbeln. Umgekehrt wird die Bildung eines Hormons sofort auf »Sparflamme« gestellt, wenn Überschuss vorhanden ist.

thalamus das gesamte hormonelle Geschehen in unserem Körper. Über hochsensible Hormonfühler registriert er zudem Überschüsse oder Mängel an bestimmten Hormonen und entsendet den Befehl, die Produktion zu drosseln oder anzukurbeln. Ist der Spiegel eines Botenstoffs im Blut zu niedrig oder zu hoch, bekommt das Oberkommando im Zwischenhirn umgehend Meldung.

Der Hypothalamus wird in seinen Aktivitäten nicht nur von Signalen aus dem Körper beeinflusst, sondern auch von Reizen aus der Umwelt. Bereits geringe Veränderungen der Lebenssituation, der Ernährung und des Gesundheitszustandes sowie vor allem Stress schlagen sich im fein aufeinander abgestimmten Spiel der Hormone nieder.

Eine dem Hypothalamus zwar untergeordnete, dennoch ebenfalls zentrale Rolle im Spiel der Hormone kommt der Hirnanhangsdrüse, der Hypophyse, zu. In Größe und Gestalt einer Kirsche ähnlich, liegt diese Drüse an der Unterseite des Gehirns. Die von ihr freigesetzten Hormone bestimmen neben Fortpflanzung und Sexualität zugleich über Wachstum, Stoffwechselgeschehen, Mineralstoff- und Zuckergehalt im Blut sowie über Flüssigkeitshaushalt und Muskeltätigkeit.

Die Geschlechtshormone

Im Rahmen der Wechseljahre interessieren natürlich vor allem die Geschlechtshormone, auch Sexualhormone oder medizinisch Gonadotropine genannt – abgeleitet von den Gonaden, den Geschlechtsdrüsen.

Um die Bildung der Sexualhormone in Gang zu bringen, entsendet der Chef der Hormone im Zwischenhirn das Gonadotropin-Releasing-Hormon (zu Deutsch »Sexualhormone freisetzendes Hormon«), mitunter auch Gonadoliberin oder kurz und knapp GnRH (S. 28) genannt. Dieser hochaktive Bote aktiviert bei Frauen wie Männern den Vorderlappen der Hirnanhangsdrüse und bringt hier die Herstellung zweier Stoffe ins Rollen: zum einen des Follikelstimulierenden Hormons, abgekürzt FSH, zum anderen des Luteinisierenden Hormons, kurz LH.

Bei Frauen bewirken FSH und LH die Reifung der Eizellen zur Befruchtungsfähigkeit, genannt Follikelreifung. Darüber hinaus obliegt ihrer Verantwortung die Bildung der weiblichen Geschlechtshormone, der Östrogene, sowie des Progesterons. Bei Männern geht die Spermienproduktion in den Hoden sowie die Bildung der männlichen Sexualhormone Testosteron und Dihydro-Testosteron auf das Konto von FSH und LH.

Hypothalamus
Gonadotropin-Releasing-Hormon (GnRH)
↓

Hirnanhangsdrüse (Hypophyse)
Follikelstimulierendes Hormon (FSH) und Luteinisierendes Hormon (LH)
↓   ↓

Frau	**Mann**
• Reifung der Eizellen	• Spermienproduktion
• Bildung von Östrogen und Progesteron	• Bildung von Testosteron und Dihydro-Testosteron

Die Freisetzung von GnRH durch den Hypothalamus unterliegt einem minutiösen Zeitplan: Im 90-Minuten-Takt wird das Hormon abgegeben. Nur wenn diese Frequenz eingehalten wird, schüttet die Hirnanhangsdrüse FSH und LH aus. Auch diese zeitliche Abhängigkeit zeigt, wie fein die hormonellen Abläufe in unserem Körper aufeinander abgestimmt sind. Und wie viele Voraussetzungen erfüllt sein müssen, damit das hormonelle Gleichgewicht erhalten bleibt.

Der weibliche Hormonkanon

Die Botenstoffe, die den »Ton« im weiblichen Hormonkanon angeben, sind die Östrogene und das Progesteron. Weitere wichtige Mitglieder im hormonellen Chor sind das bereits erwähnte FSH und das LH. Daneben gibt es noch andere Hormone, die im weiblichen Organismus bedeutsam sind. Den weiblichen Hormonkanon lernen Sie nun genauer kennen. Was sich mit diesen Botenstoffen im Zuge der Wechseljahre ändert, lesen Sie dann im weiteren Verlauf (S. 32 ff.).

Östrogene

Die Östrogene sind eine ganze Gruppe weiblicher Geschlechtshormone – insgesamt dreißig an der Zahl, die jedoch alle ähnlich wirken. Die wichtigsten in unserem Körper vorkommenden Östrogene sind Östradiol, Östron und Östriol. Unter ihnen kommt dem Östradiol vor den Wechseljahren die größte Bedeutung zu. Nach dem Wechsel ist Östron das häufigste Östrogen, das schwächer wirkt als Östradiol.

Die östrogenen Hormone werden abhängig vom monatlichen Zyklus (S. 29 ff.) überwiegend in den Eierstöcken gebildet. In geringen Mengen produzieren auch Nebennierenrinde, Muskeln und Knochenmark Östrogene. Sogar im Fettgewebe wird Östrogen

gebildet: Das ist der Grund, weshalb Frauen mit mehr Fettpölsterchen meist einen höheren Östrogenspiegel haben als dünnere und
auch später in die Wechseljahre kommen. Während der Schwangerschaft werden Östrogene in der Plazenta, dem Mutterkuchen,
produziert.

Die Wirkungen der Östrogene

Östrogene erfüllen sehr viele wichtige Aufgaben im Körper einer
Frau. Zunächst einmal steuern sie im Verbund mit den Gestagenen
alles das, was für unsere Fortpflanzung wichtig ist: den weiblichen
Zyklus, Schwangerschaft und Geburt. So sorgen die Östrogene unter
anderem für den allmonatlichen Aufbau der Gebärmutterschleimhaut und die Reifung der Eibläschen in den Eierstöcken (S. 29 ff.), sie
geben das Signal zum Eisprung und sichern den Weg des Eies in die
Gebärmutter. Wurde ein Ei befruchtet, gewährleisten die Östrogene,
dass neues Leben entstehen kann: Ohne ihre Unterstützung wären
Schwangerschaft und Geburt nicht möglich.

Unter der Regie der Östrogene steht weiterhin die Ausprägung der
weiblichen Körpermerkmale. Sie lassen die Brüste wachsen und die
typisch femininen Rundungen entstehen, halten die Haut zart und
elastisch und die Haare voll und weich. Auch im Stoffwechsel haben
die Sexualhormone eine ganze Menge Jobs inne. Sie fördern beispielsweise den Aufbau von Knochenmasse, regen die Durchblutung
an und helfen bei der Bildung von Eiweißen mit. Darüber hinaus
schützen sie Herz und Blutgefäße und sind daran beteiligt, das vegetative Nervensystem im Gleichgewicht zu halten.

Östrogene haben auch Einfluss auf die Weiterleitung von Schmerz-
signalen; so sind Frauen mit weniger Östrogen schmerzempfind-
licher als andere.

Nicht zuletzt fällt auch die weibliche Libido in den Zuständigkeits-
bereich von Östradiol und Co.: Sie geben grünes Licht für Sex, indem

sie Frauen empfänglich für erotische Signale des Partners machen und ihre Bereitwilligkeit fördern, sich dem Werben hinzugeben. Bis zum Finale reden die Östrogene ein deutlich vernehmbares Wörtchen mit: Sie lassen die Scheide feucht werden und bereiten den Boden für den Orgasmus.

Progesteron

Progesteron wird vielfach auch Gelbkörperhormon genannt, da es vom Gelbkörper im Eierstock gebildet wird. Dieser entsteht aus der Hülle des Eibläschens, die nach dem Eisprung im Eierstock zurückbleibt. Aus diesem Grund ist der Spiegel an Progesteron zwischen dem fünften und achten Tag nach dem Eisprung am höchsten.

Außer im Gelbkörper wird Progesteron in geringem Umfang von der Nebennierenrinde und in großen Mengen während der Schwangerschaft von der Plazenta gebildet. Das Gelbkörperhormon gehört zur Gruppe der Gestagene. Aus ihm bildet unser Körper einige andere Hormone wie Aldosteron und Cortisol.

Die Wirkungen von Progesteron

Gemeinsam mit den Östrogenen steuert das Gelbkörperhormon den Zyklus. Daneben bereitet es den Körper auf eine mögliche Schwangerschaft vor. Unter seiner Regie verdickt sich die Schleimhaut der Gebärmutter, sodass sich das befruchtete Ei darin einnisten kann. Ebenso sorgt das Progesteron dafür, dass die Schwangerschaft erhalten bleibt und dass sich die Milchdrüsen in den Brüsten auf das spätere Stillen vorbereiten.

Ist das Ei rund zwei Wochen nach dem Eisprung nicht befruchtet worden, geht die Produktion von Progesteron wieder zurück. In Folge löst sich die Gebärmutterschleimhaut von der Gebärmutterwand ab und es kommt zur Menstruationsblutung.

In jeder Frau steckt ein wenig Mann und umgekehrt

Frauen besitzen im Vergleich zum Mann fünfmal so viele Östrogene und zehnmal so viel Progesteron, dafür nur ein Fünftel der Menge an Testosteron. Testosteron erscheint entsprechend als das Männlichkeitshormon schlechthin, Östrogene und Progesteron verkörpern dagegen Feminität. Zu einem gewissen Teil ist das zutreffend, denn Testosteron ist tatsächlich für die Ausprägung maskuliner Merkmale wie beispielsweise Bartwuchs, muskulöser Körperbau und tiefe Stimme zuständig. Östrogene sowie Progesteron sorgen hingegen für mehr Unterhautfettgewebe, feminine Rundungen und andere weibliche Attribute.

Doch die Weiblich-Männlich-Klassifizierung der Sexualhormone und der Sexualität per se ist längst überholt, denn jeder Mensch trägt »beide Seiten der Medaille« in sich: sowohl männliche wie auch weibliche Hormone – zwar in unterschiedlichen Konzentrationen, dennoch jeweils absolut unerlässlich. So fördert das vermeintlich maskuline Testosteron auch ganz entscheidend die Libido der Frau, deutlich mehr als das »weibliche« Östradiol. Dieses ist wiederum deshalb unverzichtbar für Männer, da nur durch seine Anwesenheit das Testosteron überhaupt wirksam werden kann. Ganz generell gilt das »Männlichkeitshormon« heute als Quelle für Leistungsfähigkeit und Energie sowie natürlich für Lust und sexuelles Interesse – sowohl bei Männern als auch bei Frauen.

Testosteron

Testosteron ist zwar das klassische männliche Hormon, kreist aber wie erwähnt auch durch den weiblichen Körper. Hier wird es in geringen Mengen in den Eierstöcken und in der Nebennierenrinde gebildet.

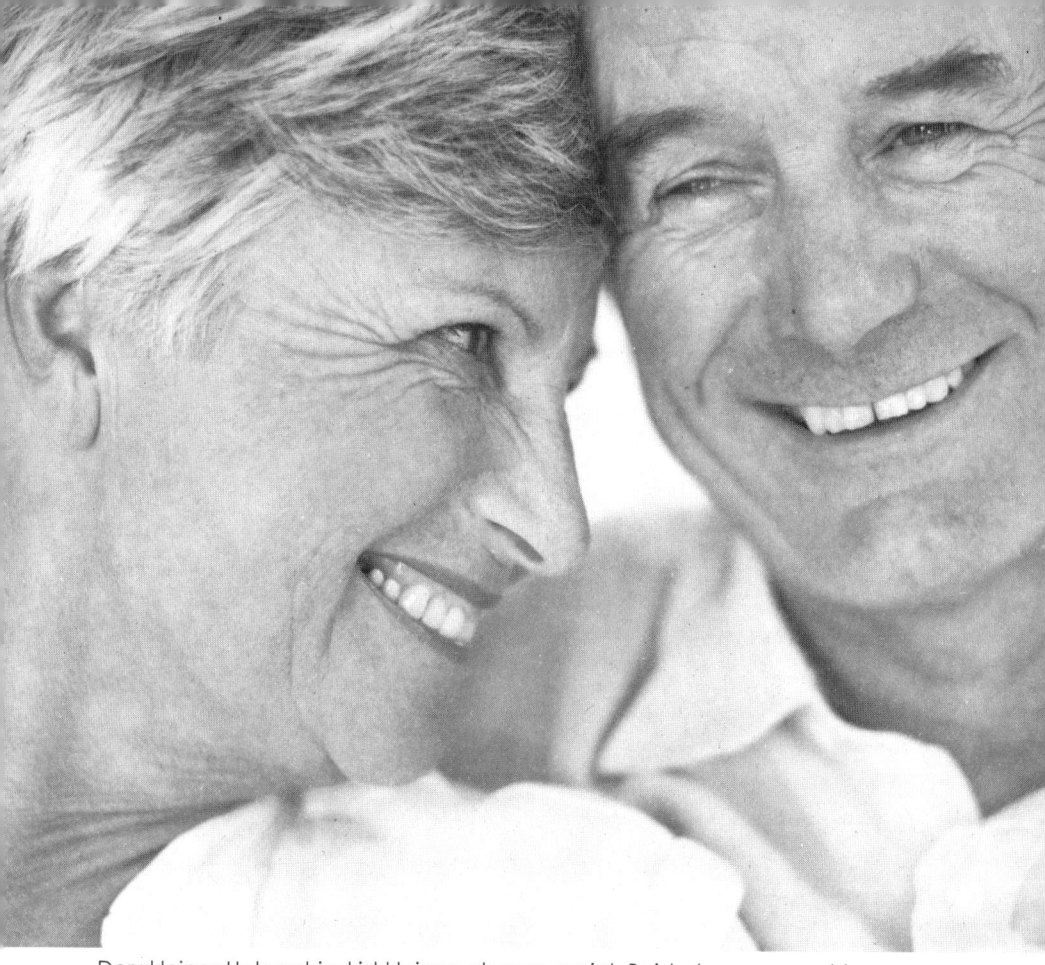

Der »kleine« Unterschied ist kleiner, als man meint. Beide tragen sowohl männliche wie weibliche Hormone in sich.

Wirkungen von Testosteron

Testosteron ist die wichtigste Triebfeder der Lust – bei Männern und Frauen. Das vermeintlich »maskuline« Hormon besitzt einen enormen Stellenwert für die weibliche Libido, deutlich höher als die »femininen« Östrogene. Das männliche Geschlechtshormon beeinflusst auch die weibliche Gefühlswelt: Das Wohlbefinden hängt stark mit dem Gehalt an Testosteron zusammen, denn es hat eine ausgesprochen gute Wirkung auf die Stimmung. Das Risiko für Depressionen ist signifikant mit dem Plasmaspiegel an freiem Testosteron verbunden. Daher können Schwankungen des Testosteronspiegels während des monatlichen Zyklus die Gefühls- und Verhaltensänderungen im Rahmen der Periode erklären.

Zudem macht uns Testosteron selbstbewusst und durchsetzungs-fähig, erhöht Gehirnleistung und stärkt Gedächtnis sowie Konzentrationsvermögen. Das Hormon ist auch für unsere aggressive Seite zuständig: Es erhöht Risikobereitschaft und Verteidigungskraft, fördert aber auch Reizbarkeit und Angriffslust.

Dafür, dass es nicht zu allzu eruptiven Schüben von Testosteron kommt, sorgt ein Stoff namens Vasopressin, auch diuretisches Hormon genannt. Es entschärft gewissermaßen das Testosteron, indem es dessen Ausschüttung reguliert und extremen Konzentrationen im Blut entgegenwirkt.

Dehydroepiandrosteron (DHEA)

Dieser Stoff mit dem zungenbrecherischen Namen, daher besser und kurz DHEA genannt, ist das in der höchsten Konzentration vorhandene Hormon unseres Körpers: die Vorstufe zu Östrogen, Testosteron und anderen Botenstoffen. DHEA wird in der Nebennierenrinde, bei Frauen auch in den Eierstöcken produziert. Im Alter um die 25 Jahre ist DHEA in besonders hohen Mengen im Körper vorhanden, danach sinken seine Konzentrationen stetig ab.

Wirkungen von DHEA

DHEA bestimmt bei Frau und Mann mit darüber, ob und wann sie sexuell empfänglich und aktiv sind. Dabei steigert es nicht nur Lust und Orgasmusfähigkeit, DHEA ist auch der Stoff, der einen Menschen für potenzielle Partner attraktiv macht und deren erotisches Interesse weckt oder eben nicht. Zum einen mixt DHEA den ganz spezifischen »Duftcocktail« eines Menschen, der ihn für die einen anziehend, für die anderen hingegen uninteressant werden lässt: Pheromone entstehen aus DHEA. Zum anderen steuert es auch jene Sensoren, die Lockstoffe registrieren, und vermag so auch darauf Einfluss zu nehmen, wer als sexueller Gespiele auserkoren wird und wessen Anträge auf Granit stoßen.

Abgesehen von diesen umfassenden Wirkungen auf die Sexualität hat DHEA noch weitere Vorzüge: Es aktiviert das Immunsystem, wirkt antidepressiv, verbessert die Hirnleistungen und trägt mit dazu bei, den Alterungsprozess zu verlangsamen. Als weiteres Plus fördert DHEA den Abbau von Fettzellen und kann somit gewichtsreduzierende Bemühungen wirksam unterstützen. Angesichts dieser Effekte auf Liebesleben und Gesundheit überrascht es nicht, dass DHEA inzwischen auch auf künstlichem Wege hergestellt und als vermeintliches Anti-Aging-Mittel gehandelt wird. Dieses Versprechen der diversen Anbieter kann jedoch nicht gehalten werden und entbehrt jeder wissenschaftlichen Grundlage. Lassen Sie sich deshalb nicht darauf ein.

Weitere weibliche Hormone

Follikelstimulierendes Hormon (FSH)

FSH kümmert sich darum, dass sich ein befruchtungsfähiges Eibläschen, Follikel genannt, entwickelt und heranreift. Daher kommt auch sein Name »Follikel stimulierend«. FSH wird wie bereits erwähnt im Vorderlappen der Hirnanhangsdrüse, der Hypophyse, gebildet und ausgeschüttet. Über das Blut reist es zu den Eierstöcken und fördert hier die Östrogenproduktion und die Reifung des Follikels.

Da der weibliche Körper im Laufe der Jahre trotz FSH immer weniger Östrogen produziert, steigt der FSH-Spiegel kontinuierlich an, was daran liegt, dass das FSH sich enorm – jedoch leider vergeblich – darum bemüht, die Östrogenbildung wieder anzukurbeln (S. 36). Auch nach der Menopause bleibt der hohe FSH-Spiegel erhalten.

Luteinisierendes Hormon (LH)

Das Luteinisierende Hormon, kurz LH, fördert ebenso wie FSH die Reifung des Eies. Weiterhin unterstützt es den Eisprung und die Entstehung des Gelbkörpers. LH wird wie FSH im Vorderlappen der Hypophyse gebildet.

Gonadotropin-Releasing-Hormon (GnRH)

GnRH ist ein Steuerungshormon, das die Bildung und Ausschüttung von FSH und LH fördert. Es wird im Hypothalamus gebildet.

Prolaktin

Dieses Hormon ist auch unter einer Reihe anderer Namen bekannt: laktrotropes Hormon, LTH sowie Laktotropin. Seine Aufgabe ist es, die Entwicklung der Brustdrüsen und die Milchproduktion nach der Geburt anzukurbeln. Zudem verhindert Prolaktin den Eisprung. Dies dient dazu, eine erneute Schwangerschaft gleich nach der Geburt zu unterbinden. Auf diese Weise haben Mütter in der Stillzeit eine, wenn auch unsichere, natürliche Empfängnisverhütung. Gebildet und freigesetzt wird Prolaktin vom Hypophysenvorderlappen.

Prostaglandine

Diese Gruppe von Hormonen kommt nahezu überall im Körper vor und hat vielfältige Aufgaben, unter anderem trägt sie dazu bei, die Geburt am Ende der Schwangerschaft auszulösen.

Der weibliche Zyklus

Da nun an vielen Stellen bereits die Rede davon war, soll der weib-liche Zyklus auf den folgenden Seiten genauer beleuchtet werden.

Alle Monate wieder

Binnen eines Monats, genauer und im Idealfall innerhalb von 28 Tagen, durchlaufen Frauen einen Zyklus, im Zuge dessen in ihrem Körper durch hormonelle Veränderungen alles Notwendige für eine Schwangerschaft bereitgestellt wird: Im Eierstock reift eine Eizelle heran und in der Gebärmutterschleimhaut wird ein »Eibett« aufge-baut, in dem sich eine befruchtete Eizelle bis zur Geburt einnisten könnte. In der zweiten Zyklushälfte bildet sich dann ein Gelbkörper aus, der zur Vorbereitung der Gebärmutterschleimhaut auf die Ein-nistung eines eventuell befruchteten Eies dient.

Das Startsignal für den Menstruationszyklus gibt – ganz klar – der Hypothalamus, indem er, wie erwähnt, die Hirnanhangsdrüse zur Bildung von FSH und LH anregt. In der ersten Hälfte des Menstrua-tionszyklus, also bereits vom ersten Tag der Menstruation bis etwa zum 14. Tag, ist vor allem das FSH wirksam. Es gelangt über das Blut zu den Eierstöcken und setzt dort die Bildung von sprungreifen »Graaf'schen Follikeln« in Gang. Deren Bezeichnung geht auf ihren Entdecker, den französischen Mediziner Regnier de Graaf, zurück. In welchem der beiden Eierstöcke die Botschaft zur Eireifung eintrifft, ist von Zyklus zu Zyklus verschieden und lässt sich nicht vorhersagen.

Das Ei reift heran

Die Hülle, in der die Eizelle heranwächst, ist der Follikel, auch Ei-bläschen oder Eitasche genannt: ein kugelförmiges, blasenähnliches Gebilde, das sich an der Oberfläche des Eierstockes hervorwölbt und in dem das Ei in einer klebrigen Flüssigkeit schwimmt. Außer die Eizelle während des Reifungsprozesses zu ernähren, bildet der Follikel seinerseits das weibliche Geschlechtshormon Östrogen. Dieses ist unter anderem für den Aufbau der Gebärmutterschleimhaut zuständig, die sich im Laufe der ersten Hälfte des Zyklus verdickt, die Gebärmutter von innen auspolstert und so die Voraussetzung für die Einnistung einer befruchteten Eizelle schafft. Zudem bewirkt Östrogen, dass sich der Schleim im Gebärmutterhals verflüssigt. Dies ist notwendig, damit die Spermien durch die sonst zähe Schleimbarriere in die Gebärmutter und danach in die Eileiter hinaufsteigen können.

Die vom Eierstock ausgeschüttete Östrogenmenge steigt kontinuierlich an und erreicht kurz vor dem Eisprung, um den zwölften bis 13. Tag des Zyklus, ihren Höhepunkt. Das ist das Signal, dass das Ei nun reif für den Sprung ist: Vom Vorderlappen der Hirnanhangsdrüse wird jetzt das Luteinisierende Hormon, LH, ausgeschüttet. Das zeitgleich vom Follikel in geringem Umfang gebildete Progesteron unterstützt die Freisetzung des LH.

Manches Mal gelangen zwei Eier gleichzeitig zur »Sprungreife« und springen auch zum gleichen Zeitpunkt. In diesen Fällen kann es zur Geburt zweieiiger Zwillinge kommen.

Der Eisprung

28 bis 36 Stunden nach seiner Freisetzung löst das Luteinisierende Hormon den Eisprung aus. Der zu diesem Zeitpunkt reifste Follikel reißt auf und entlässt seine Eizelle. Der auch Ovulation genannte Eisprung findet 14 Tage vor Beginn der Menstruation statt. Die befruchtungsfähige Eizelle wird vom Fimbrientrichter des Eileiters aufgenommen und beginnt ihre Wanderschaft Richtung Gebärmutter. Sie ist nun für einen begrenzten Zeitraum von bis zu maximal dreißig Stunden befruchtungsfähig.

Die zweite Zyklushälfte

Der Follikel selbst fällt, nachdem er seinen Schützling entlassen hat, in sich zusammen. Das LH führt nun zur Vermehrung der ihn umgebenden Zellen und es entsteht der Gelbkörper, der medizinisch Corpus luteum heißt. Er produziert das Gelbkörperhormon Progesteron sowie in geringeren Mengen auch Östrogen.

Das Progesteron verursacht eine leichte Erhöhung der Körpertemperatur und sorgt dafür, dass kein weiterer Eisprung stattfindet. Zudem bewirkt es gemeinsam mit dem Östrogen, dass sich die Gebärmutterschleimhaut weiter aufbaut und auf die eventuelle Einnistung eines befruchteten Eies vorbereitet wird: Die Schleimhaut wird dicker, Drüsen und Stützgewebe wachsen, Blutgefäße werden länger und gewundener.

Wenn die Eizelle nicht befruchtet wird, erhält der Eierstock keine Signale des im Falle einer Schwangerschaft gebildeten Hormons Humanchoriongonadotropin (HCG). Es bildet sich zwar ein Gelbkörper, der jedoch nach zehn bis 14 Tagen in sich zusammenfällt und zu Grunde geht. Dies lässt die Konzentration von Progesteron und Östrogen absinken und löst damit die Menstruation aus. Dabei zerfallen die Blutgefäße, welche die Gebärmutterschleimhaut versorgen. Daraufhin sterben die Schleimhautzellen wegen Mangeldurchblutung ab und werden vom Körper abgestoßen: erkennbar an der Monatsblutung.

Mit ihrem ersten Tag beginnt nun ein neuer Zyklus, in dem wieder ein Ei zur Befruchtungsfähigkeit heranreifen wird. Durchschnittlich werden bei einer Blutung von vier bis sechs Tagen fünfzig bis hundert Milliliter Menstruationssekret ausgeschieden. Das entspricht nur einer kleinen Handvoll und ist viel weniger, als es vielen Frauen erscheinen mag.

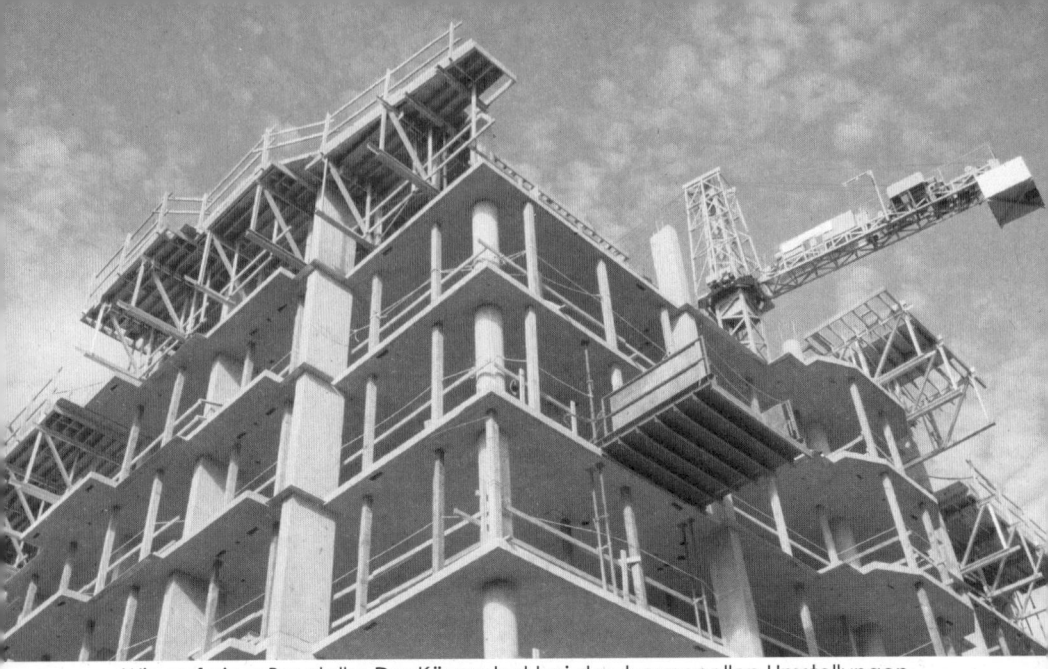

Wie auf einer Baustelle: Der Körper hat bei den hormonellen Umstellungen Enormes zu leisten.

Umbruch im System

Nach und nach verabschieden sich die eben vorgestellten Darsteller von der hormonellen Bühne. Mit ihrem allmählichen Rückgang kommen die Wechseljahre näher. Es ist allerdings kein plötzlicher Umbruch. Die hormonellen Umstellungen beginnen nicht von heute auf morgen, sondern stellen sich über Jahre in unterschiedlichen Phasen ein (S. 37 ff.). Je nachdem, welcher Botenstoff gerade dominiert oder in den Hintergrund tritt, können sich verschiedene Symptome bemerkbar machen. Dazu gleich mehr.

Fortan ein »Hormonmangelwesen«?

Auch wenn der Rückgang an Geschlechtshormonen zu den einen oder anderen Beschwerden führen kann: Die Wechseljahre sind keine Krankheit, sondern ein vollkommen natürlicher Prozess, der sich im Leben jeder Frau vollzieht. Und so sind Frauen in und nach den Wechseljahren auch alles andere als »Hormonmangelwesen«. Machen Sie sich das bitte immer wieder bewusst. Auch und gerade deshalb, weil Frauen nach wie vor gerne suggeriert wird, dass der

Wechsel als Hormonmangelerkrankung zu sehen ist – die selbstverständlich dringend behandlungsbedürftig ist. An dieser lange vertretenen Ansicht hat sich zum Glück in den letzten Jahren einiges geändert. Dennoch: Achten Sie gut darauf, sich nicht von sich selbst oder durch gesellschaftliche Vorurteile in die »Wechseljahresecke« drängen zu lassen. Eingangs war davon ja bereits die Rede (S. 9 ff.). Denken Sie stets daran, dass Sie nicht krank sind, nur weil sich Ihre Hormonkonzentrationen verändern. Entsprechend leiden Sie auch nicht an Mangelzuständen, die in jedem Fall durch die Gabe von Hormonen zu beheben sind. Ihr Körper zeigt Ihnen genau, was er braucht und was nicht. So kann es sein, dass Sie gar keine Probleme mit den hormonellen Veränderungen bekommen, wie durchschnittlich mehr als ein Drittel aller Frauen. Ebenso können sich nur ab und zu ein paar Symptome der Hormonumstellung bei Ihnen bemerkbar machen. Ob und wie stark sich der Rückgang der Hormone auf das Befinden auswirkt, ist von Frau zu Frau sehr unterschiedlich (S. 41 ff.).

Zunächst mehr statt weniger Östrogene

Wie bitte? Ja, Sie haben richtig gelesen. Zu Beginn der Wechseljahre geht es nicht um ein Zuwenig, sondern vielmehr um ein Zuviel an Östrogenen. Klingt paradox, da doch stets von einem Rückgang der Hormonbildung die Rede ist. Das stimmt auch. Bei dem Zuviel an Östrogenen handelt es sich auch nicht wirklich um einen Überschuss. Es geht vielmehr um eine Dominanz der Östrogenwirkung, welche dadurch zustande kommt, dass der Spiegel an Progesteron im Verlauf der Wechseljahre kontinuierlich sinkt. Fehlt das regulierende Progesteron nach und nach, bekommen die Östrogene die Oberhand. Medizinisch spricht man deshalb von einer Östrogendominanz. Im Grunde genommen könnte man das Ganze auch als Progesteronmangel bezeichnen. Doch das drückt nicht deutlich genug aus, was in unserem Körper tatsächlich vorgeht – schließlich sind ja nicht zu viele Östrogene im Blut unterwegs, sondern das Gleichgewicht zwischen ihnen und dem Progesteron stimmt nicht mehr.

Östrogendominanz – noch nicht lange bekannt

Das Wissen um die bedeutenden Auswirkungen der Östrogendominanz ist vergleichsweise jung und gerade in Deutschland noch in
vielerlei Hinsicht medizinisches Neuland. Klar, ging man doch bisher
davon aus, dass sämtliche Veränderungen im Zuge der Wechseljahre
mit dem Wenigerwerden der Östrogene zusammenhängen. Doch
die neuen Erkenntnisse zeigen, dass das Gegenteil der Fall ist: Die
im Wechsel möglicherweise auftretenden Probleme sind vor allem
durch ein Zuviel an Östrogenen bedingt. Das gilt besonders für die
erste Etappe der Wechseljahre, in der die Östrogendominanz weit
verbreitet ist. Inzwischen weiß man auch, dass diese bereits ab
Mitte dreißig beginnen kann und ganz allmählich voranschreitet. In
einer Zeit also, in der die meisten Frauen noch keineswegs an ihre
Wechseljahre denken.

Die Östrogendominanz kann übrigens durch äußere Einflüsse verstärkt werden, welche wir uns zum Teil selbst servieren, und zwar mit
tierischen Nahrungsmitteln, die Östrogene enthalten. Verantwortlich
ist die Viehzucht, in der heute vielfach östrogenhaltige Mastmittel
eingesetzt werden. Was die Östrogendominanz ebenfalls verstärkt,
ist die Einnahme östrogenähnlicher Substanzen und künstlicher
Östrogene (S. 78 ff.).

Anzeichen für die Östrogendominanz

Typisch für die dominierende Rolle der Östrogene sind jene Symptome, die sich zu Beginn der Wechseljahre einstellen können. Dazu
gehören:

- Lange und starke Menstruation
- Reizbarkeit
- Brustspannen
- Gewichtszunahme

- Kopfschmerzen
- Wassereinlagerungen, besonders in den Beinen und Füßen
- Trockene Schleimhäute
- Stimmungsschwankungen
- Hitzewallungen
- Schlafstörungen
- Schwindelanfälle
- Nachlassende Libido

Auf und ab

Sehen wir uns nun an, wie sich die einzelnen Mitglieder im weiblichen Hormonorchester verhalten, denn sie prägen die verschiedenen Phasen der Wechseljahre.

Östrogene

Dass diese zu Beginn der Wechseljahre dominieren und warum das so ist, haben Sie eben gelesen. Die Östrogene werden erst im fortgeschrittenen Verlauf des Wechsels weniger – kurz bevor die Menstruationszyklen endgültig aufhören. In den ersten Jahren des Klimakteriums ist der Östrogenspiegel meist annähernd so hoch wie in jüngeren Jahren.

Progesteron

Das Gelbkörperhormon ist der erste der weiblichen Botenstoffe, der sich mit den Wechseljahren verabschiedet. Aus diesem Grund stehen die frühen Jahre des hormonellen Umbruchs auch voll im Zeichen des schwindenden Progesterons und damit verbunden unter dem Diktat der »vorlaut« gewordenen Östrogene. Die Auswirkungen des zurückgehenden Pegels an Progesteron entsprechen jenen bei der Östrogendominanz.

Testosteron

Die Bildung von Testosteron verlangsamt sich in den Wechseljahren im Vergleich zu den Östrogenen schleichender. Deshalb kommt es relativ gesehen zu einem höheren Testosteronspiegel als vor den Wechseljahren. Das zeigt sich bei vielen Frauen unter anderem am Bartwuchs. Auch die Verlagerung der Fettpölsterchen und die damit verbundene Veränderung des Körperbaus (S. 43 ff.) geht auf das Konto des stärker gewordenen Testosterons.

DHEA

Der Gehalt an DHEA, der Vorstufe der Geschlechtshormone, sinkt, wie erwähnt, bereits ab Mitte beziehungsweise Ende zwanzig kontinuierlich ab. Der Rückgang von DHEA hängt nicht direkt mit den Wechseljahren zusammen.

FSH und LH

Diese beiden Hormone nehmen in den Wechseljahren nicht ab, sondern zu, und zwar deutlich: Der Gehalt an FSH erhöht sich glatt um das Zehnfache, mitunter sogar um das 15-fache. LH klettert bescheidener in die Höhe, nämlich auf das Vier- bis Fünffache seines ursprünglichen Wertes. Demzufolge steigert sich auch der Quotient von FSH und LH. Vom Normalwert von etwa eins nimmt er bis auf zwei nach den Wechseljahren zu. Der Anstieg an FSH und LH ist ein eindeutiges Indiz für den Beginn der Wechseljahre. Diese Zunahme geht im Alter von Mitte sechzig wieder etwas zurück. Aber dennoch bleiben die Spiegel an FSH und LH höher als vor den Wechseljahren.

Die Phasen des Wechsels

Die hormonellen Umstellungen – Sie wissen es inzwischen – nehmen sich ihre Zeit. Im Durchschnitt gönnen sie sich dazu zehn Jahre. Insofern vollziehen sich auch die Wechseljahre Schritt für Schritt. Dem trägt die Medizin Rechnung, indem sie diese in einzelne Phasen unterteilt. Sie sind jedoch nicht klar voneinander getrennt, sondern können sich auch überlappen.

Die Prämenopause

Sie läutet die Wechseljahre ein. Diese erste Phase des Klimakteriums zeichnet sich dadurch aus, dass sie schleichend und demgemäß nahezu unbemerkt beginnt. Bei einigen Frauen setzt sie bereits Mitte dreißig ein, bei den meisten jedoch erst zwischen dem 45. und 50. Lebensjahr.

Kennzeichnend für die Prämenopause ist der Rückgang an Progesteron. Die Östrogene nehmen, wie geschildert, erst viel später ab. Um die Progesteronbildung wieder anzukurbeln, macht sich die Hypophyse daran, vermehrt FSH auszuschütten, ein leider vergebliches Unterfangen, da die Eierstöcke ihre Arbeit immer mehr einstellen.

Erste Anzeichen der Prämenopause

Zu Beginn der Prämenopause kommt es meist zu einer Verkürzung der Periodenzyklen. Im Zuge dessen kann sich die Dauer des monatlichen Zyklus auf drei oder gar zwei Wochen reduzieren, was jedoch keineswegs die Regel ist. Auch Schwankungen sind typisch: Kam die Menstruation das letzte Mal deutlich früher, lässt sie nächstes Mal auf sich warten. Die Dauer der Blutungen schwankt ebenfalls munter hin und her. Kurz gesagt, machen die Monatszyklen nun schlichtweg, was sie wollen. Diese Unregelmäßigkeiten in der frühen Phase der Wechseljahre zeigen, dass es nun Zyklen mit und solche ohne Eisprung gibt.

Von Geburt an gezählt

Die Zahl der Eizellen pro Eierstock ist von Geburt an festgelegt. Ab diesem Zeitpunkt geht sie zurück. Bereits in der Pubertät haben sich die anfangs zwei Millionen Eizellen auf ein Achtel reduziert. Mit zunehmendem Alter setzt sich dieser Prozess fort, bis schließlich keine Eizellen mehr vorhanden sind und die Menopause eintritt. Auf Grund der schwindenden Eizellen geht auch das Gewicht der Eierstöcke zurück.

Die typischen Beschwerden der Prämenopause sind jene, die viele Frauen bereits vom prämenstruellen Syndrom (PMS), kurz vor Einsetzen der Menstruation, kennen. Dazu zählen unter anderem Reizbarkeit, Wetterfühligkeit, Schmerzen in den Brüsten, Wassereinlagerungen und Gewichtszunahme sowie eine vermehrte Anfälligkeit für Migräne und Kopfschmerzen.

Die Perimenopause

Die Phase ein bis zwei Jahre vor und ein bis zwei Jahre nach der Menopause wird als Perimenopause bezeichnet, das ist die Zeit vor und nach dem Ausbleiben der Periodenblutung. Damit handelt es sich bei der Perimenopause genau genommen um die Kernzeit der Wechseljahre: jene Phase, in der die Fruchtbarkeit der Frau endgültig endet.

Sie ist vom Rückgang der Östrogene geprägt. Dementsprechend verändert sich auch das Befinden im Vergleich zur Prämenopause, in der noch ein relativer Überschuss an Östrogenen vorhanden war.

Anzeichen der Perimenopause

In den Eierstöcken reifen immer weniger Eibläschen heran, was zur Folge hat, dass die Eisprünge seltener werden und schließlich ganz ausbleiben. Das Gleiche gilt für die Reifung des Gelbkörpers. Damit werden auch zunehmend weniger Östrogene gebildet. Auf diese Entwicklungen reagiert der weibliche Zyklus. Er wird meist deutlich länger und die Periodenblutung immer schwächer – bis sie irgendwann ganz aufhört. Das männliche Geschlechtshormon wird weiterhin auf dem bisherigen Niveau produziert.

Die geschilderten Umstellungen in der Hormonproduktion wirken sich sehr unterschiedlich aus: Bei einigen Frauen machen sie keinerlei Probleme, bei anderen hingegen führen sie zu diversen Beschwerden. Dabei können diese noch ausgeprägter sein als in der Prämenopause. Erhöhte Reizbarkeit und Spannen in den Brüsten gehen allerdings meist zurück. Falls Beschwerden in der Perimenopause auftreten, dann unter anderem Hitzewallungen, Schweißausbrüche und Nachtschweiß. Weiterhin typisch sind Schlafstörungen, Herzrasen und Schwindelanfälle sowie depressive Verstimmungen und Stimmungsschwankungen. Mitunter kommt es auch zu Schmerzen in den Gelenken.

Die Menopause

Als Menopause wird die Phase nach der letzten Periodenblutung bezeichnet, sofern mindestens ein Jahr lang keine Blutung mehr stattgefunden hat. Deshalb kann der Zeitpunkt der Menopause nur im Nachhinein bestimmt werden. Es kommt nicht selten vor, dass sich nach einem halben Jahr ohne Blutungen erneut eine Periode einstellt, häufig handelt es sich dabei jedoch um eine Schmierblutung.

Das Durchschnittsalter für die Menopause liegt heute bei etwa 52 Jahren. Frauen, die ein wenig Übergewicht haben, bluten meist etwas länger. Das liegt daran, dass sie mehr Fettzellen besitzen, die ja bekanntlich an der Östrogenbildung beteiligt sind. Andersherum kann die Menopause bei untergewichtigen Frauen früher stattfinden, das gilt auch für starke Raucherinnen. Entzündungen der Eierstöcke oder häufige Zysten können ebenfalls zu einer verfrühten Menopause führen.

Anzeichen der Menopause

Die Menopause ist nicht durch spezifische Symptome gekennzeichnet. Schließlich findet sie ja mitten in der Perimenopause statt.

Die Postmenopause

Postmenopause wird das Jahrzehnt nach der letzten Periodenblutung, also nach der Menopause, genannt. Damit kann auch ihr Beginn erst im Nachhinein festgestellt werden, da der Zeitpunkt der Menopause, wie erwähnt, erst ein Jahr später feststeht. In der Postmenopause fällt die Konzentration der Östrogene weiter ab. Am Ende dieser Phase stellen die Eierstöcke ihre Östrogenproduktion vollständig ein. Einzig im Fettgewebe werden noch gewisse Mengen an Östrogenen gebildet. Diese sind allerdings oft noch ausreichend, um Beschwerden in der Postmenopause abzufangen.

Anzeichen der Postmenopause

Jetzt kommt der gebeutelte Hormonhaushalt allmählich wieder ins Gleichgewicht und stellt sich auf seine neuen Werte ein. Damit gehen viele der Beschwerden aus den anderen Phasen der Wechseljahre zurück und verschwinden nach und nach. Dennoch kann es durch die sinkenden Östrogenspiegel weiterhin zu Problemen kommen. Dazu gehören Schlafstörungen, Müdigkeit und Energielosigkeit sowie Konzentrationsschwierigkeiten. Ebenso kann der Kreislauf mitunter schwach sein. Ein bekanntes Problem nach der Menopause ist das erhöhte Osteoporoserisiko.

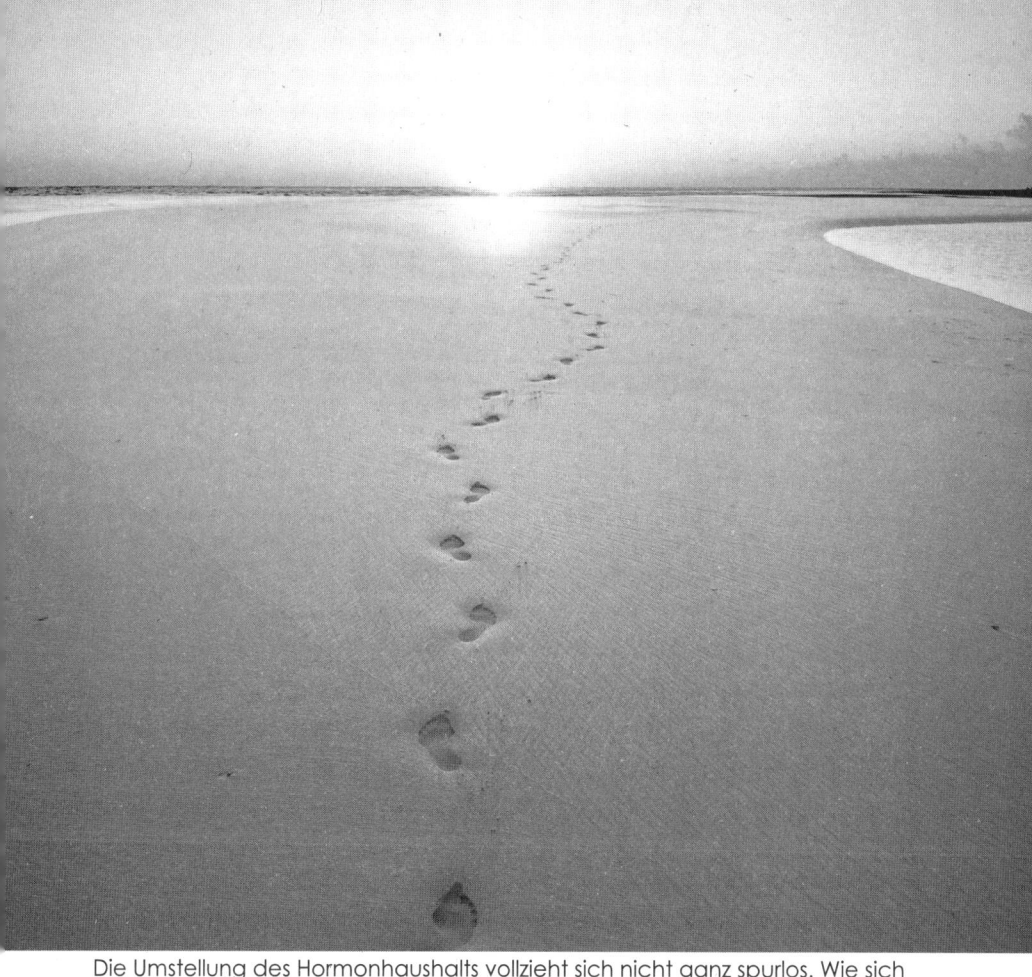

Die Umstellung des Hormonhaushalts vollzieht sich nicht ganz spurlos. Wie sich der Wechsel zeigt, ist allerdings von Frau zu Frau sehr unterschiedlich – auch was das Ausmaß der Spuren anbelangt.

Spuren des Wechsels

Sie konnten sich ja bereits im vorangegangenen Kapitel ein Bild davon machen, welchen zentralen Stellenwert das Hormonsystem hat und wie komplex die Regelkreise sind, mit denen es unseren gesamten Organismus steuert und beeinflusst. Angesichts dessen lässt sich gut nachvollziehen, dass die Umstellung eines derart mächtigen Systems weitreichende Folgen auf Körper, Geist und Seele hat. Welche das im Einzelnen sind, lesen Sie nun.

Machen Sie sich keine Sorgen …

… denn Sie sind nicht krank. Die Wechseljahre gehören ebenso zum Leben einer Frau wie die Pubertät. Beide Phasen gravierender hormoneller Veränderungen sind natürliche Vorgänge und nur selten »behandlungsbedürftig«. Sicher kann die eine oder andere Störung des Befindens durchaus mal so lästig und unangenehm werden, dass Gegenmaßnahmen ergriffen werden müssen.

Große Bandbreite

Die etwaigen Beschwerden in den Wechseljahren sind individuell sehr unterschiedlich ausgeprägt, das konnte auch durch wissenschaftliche Erhebungen gezeigt werden. Ihnen zufolge hat ein Drittel der Frauen keinerlei Störungen des Befindens im Zuge der hormonellen Umstellung zu beklagen. Ein weiteres Drittel ist von leichteren bis mittleren Beschwerden betroffen. Starke Beschwerden bereiten die Wechseljahre ebenfalls einem Drittel der Frauen.

Darüber hinaus ist es ganz typisch für diese Lebensphase, dass eine bis drei Störungen des Wohlbefindens dominieren, andere dagegen gar nicht auftreten. Ebenso kommt es häufig vor, dass sich der Fokus von den einen auf die anderen Beschwerden verlagert: Was Ihnen zu Beginn der Wechseljahre zu schaffen macht, muss keineswegs bis zum Ende der hormonellen Umstellung anhalten. Zusätzlich verändert sich oftmals auch die Stärke und Ausprägung der Beschwerden – mal sind sie schwächer, mal stärker.

Behalten Sie diese Zeilen bei der weiteren Lektüre dieses Kapitels bitte stets im Gedächtnis. Von den vorgestellten Beschwerden müssen Sie keineswegs betroffen sein. Also nun bloß nicht schon innerlich darauf warten!

Der Körper stellt sich um

Die Hormonumstellung im Zuge der Wechseljahre kann unterschiedliche körperliche Auswirkungen haben – kann, nicht muss! Deshalb sollen Sie die nachfolgend genannten Beschwerden auch kurz kennen lernen. Nicht weil diese bei Ihnen zwangsläufig auftreten werden, sondern weil Sie umfassend über alle Aspekte des Klimakteriums informiert sein sollten.

Blasenschwäche

Nicht eben angenehm, aber recht weit verbreitet und wie so vieles eine Folge nachlassender Östrogenproduktion. Im Zuge dessen erschlaffen nämlich die Muskel- und Bindegewebe von Gebärmutter, Harnröhre und Blase. Diese senkt sich in Folge ab, was sich nachteilig auf Kraft und Leistungsfähigkeit des Schließmuskels auswirken kann. Zudem bilden sich die Schleimhäute von Blase und Harnröhre zurück, was den ungewollten Harnabgang ebenfalls begünstigt. Auch der Beckenboden verliert nach und nach an Elastizität, sodass die Kontrolle des Blasenverschlusses oft nicht mehr 100-prozentig gewährleistet ist. Das ist besonders häufig bei jenen Frauen der Fall, die mehrere Kinder zur Welt gebracht haben oder die eine Unterleibsoperation hatten. Was weiterhin zur Entwicklung einer Blasenschwäche beiträgt, ist die Tatsache, dass der Körper, bedingt durch den Rückgang an Östrogen, intensiver auf die reizenden Stoffe im Harn reagieren kann – infolgedessen wird die Blase sensibler und der Harndrang nimmt zu.

Inkontinenz, also der ungewollte Harnabgang, tritt vor allem bei Belastungen wie dem Anheben und Tragen schwerer Gegenstände sowie beim Treppensteigen auf. Darüber hinaus kann es auch beim Husten und Niesen zum Abgang von Urin kommen.

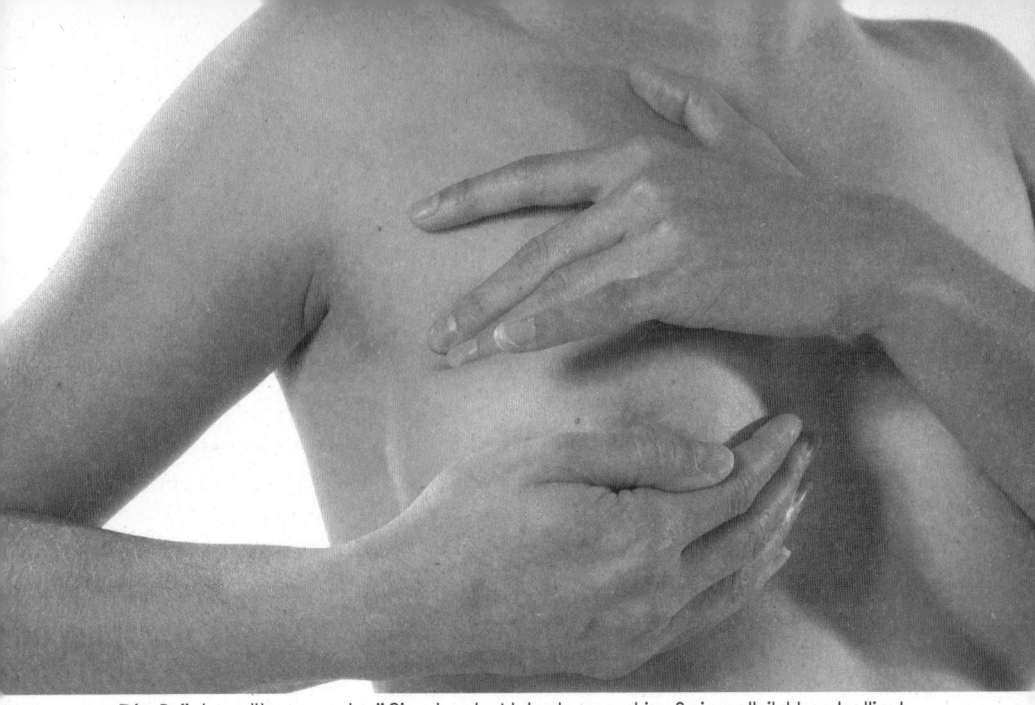

Die Brüste sollten regelmäßig durch Abtasten und im Spiegelbild kontrolliert werden.

Brustveränderungen

Im Rahmen der Wechseljahre bilden sich die Milchdrüsen in den Brüsten zurück und werden nach und nach durch Bindegewebe ersetzt, wodurch sie an Elastizität verlieren. Bedingt durch den Umbau von Drüsen- in Bindegewebe kann es zu schmerzhaften Beschwerden und zu einem Druckgefühl in den Brüsten kommen, der so genannten Mastopathie, sowie zu Zysten.

Änderung der Fettverteilung

Dass die weiblichen Hormone weniger und die männlichen mehr werden, zeigt sich auch daran, wo der Körper seine Fettdepots anlegt: Das Fettverteilungsmuster wird im Zuge der Wechseljahre männlicher. Auch in Bauchhöhe zeigen sich mehr Pölsterchen als in den Jahren zuvor. Die typischen weiblichen Rundungen an Hüfte, Po und Oberschenkel gehen zurück und werden flacher. Das Mehr an Fettgewebe am Bauch schadet allerdings nicht nur der Optik, sondern auch der Gesundheit (S. 45 ff.).

Gewichtszunahme

Die Hormone werden weniger, die Kilos können dagegen mehr werden. Was den Zeiger der Waage nach rechts wandern lässt, ist jedoch nicht einzig auf die hormonellen Veränderungen zurückzuführen, sondern vielmehr auf den mit den Jahren sinkenden Grundumsatz: Da die Muskelmasse mit zunehmendem Alter abnimmt, der Energieumsatz aber überwiegend in den Muskeln stattfindet, ist die logische Folge, dass der Körper weniger Energielieferanten, sprich: Kalorien benötigt. Darüber hinaus verlangsamt sich der Stoffwechsel im Laufe der Jahre, was den Kalorienbedarf ebenso langfristig senkt. Wird darauf nicht entsprechend reagiert, kann das Gewicht in die Höhe klettern. Schwacher Trost: Auch Männer sind davon betroffen. Und noch ein Trostpflaster: Fettgewebe produziert Östrogene, wie bereits mehrfach erwähnt. Die paar Pfunde mehr auf der Waage können also – so meinen Wissenschaftler – durchaus ihren Sinn haben, indem sie die nachlassende Östrogenbildung ein wenig ausgleichen.

Die Gewichtszunahme lässt sich jedoch natürlich in Grenzen halten oder gänzlich vermeiden, wenn, wie eben erwähnt, entsprechend reagiert wird. Dazu gehören allen voran regelmäßige Bewegung sowie einige Änderungen auf dem täglichen Speiseplan.

Stimmt Ihr Gewicht?

Bei über der Hälfte aller Bundesbürger jedenfalls tut es das nicht: Jeder zweite zwischen Garmisch und Flensburg ist übergewichtig und jeder fünfte hat sogar Adipositas, zu Deutsch Fettsucht. Doch nun zu Ihnen: Um die Gretchenfrage,»ob das Gewicht stimmt«, zu beantworten, ist heute der BMI angesagt. Dazu dividieren Sie Ihr Körpergewicht in Kilogramm durch das Quadrat Ihrer Körpergröße in Metern, also kg/m^2. Was dabei herauskommt, ist Ihr Body Mass Index, kurz BMI – das Kriterium der Weltgesundheitsorganisation (WHO) für die Leibesfülle.

Die Gewichtsklassen im Einzelnen

unter 18,4	Untergewicht
18,5 bis 24,9	Normalgewicht
25,0 bis 29,9	Leichtes Übergewicht
über 30,0	Starkes Übergewicht (Fettsucht, Adipositas)

Zur Bewertung des BMI wird auch das Alter mit einbezogen, denn die Stoffwechselsituation ändert sich mit den Jahren. Ideal ist ein BMI wie folgt:

Altersgruppe	Wünschenswerter BMI
19 bis 24 Jahre	19 bis 24
25 bis 34 Jahre	20 bis 25
35 bis 44 Jahre	21 bis 26
45 bis 54 Jahre	22 bis 27
55 bis 64 Jahre	23 bis 28
über 64 Jahre	24 bis 29

Apfel- oder Birnentyp?

Was in die Gesundheitsbilanz eingeht, sind nicht nur überflüssige Pfunde, sondern auch wie diese verteilt sind. Sitzen die Rettungsringe vor allem in Bauchhöhe, handelt es sich um den klassischen »Apfel-Typus«. Er ist hauptsächlich bei Männern zu finden und mit einem höheren gesundheitlichen Risiko verbunden: Bauchbetonte Fettverteilung, so hat die Wissenschaft herausgefunden, belastet die Gesundheit stärker als hüftbetonte. Der überwiegend unter Frauen anzutreffende »Birnen-Typ« befindet sich also im Vorteil – ein schwacher Trost, aber immerhin.

Was sich gesundheitlich – optisch sowieso – weiterhin gut macht, ist eine schlanke Taille. Aus langjährigen Untersuchungen weiß man heute, dass der Taillenumfang auch ein Maß für den Gesundheitszustand ist. Ab einem Taillenumfang von 102 Zentimetern bei Männern und 88 Zentimetern bei Frauen besteht ein erhöhtes Risiko für diverse Erkrankungen – allen voran für Typ-2-Diabetes, aber auch für Herz-Kreislauf- Erkrankungen.

Haarausfall und veränderter Haarwuchs

Durch die Veränderungen im Hormonhaushalt können die Kopfhaare dünner und spröder werden. Bei manchen Frauen fallen sie vermehrt aus. Das betrifft ebenfalls die Schambehaarung – auch in diesen Bereichen wird das Haar lichter. Der Grund ist möglicherweise eine Schädigung der Haarwurzeln durch die veränderten Hormonspiegel.

Im Zuge sinkender Östrogenmengen kommt es weiterhin zu einer Vermännlichung des Haarwuchses. Das heißt, die Haare wachsen verstärkt dort, wo Frauen sie gar nicht haben wollen und wo sie vor allem bei Männern sprießen: am Kinn, über und neben den Lippen, an den Beinen und an der Brust.

Harnwegsinfektionen

Die hormonellen Auswirkungen der Wechseljahre auf Blase und Harnröhre erhöhen das Risiko für Infektionen in diesem Bereich. Dabei handelt es sich um Entzündungen der ableitenden Harnwege, sprich: von Harnröhre, Harnblase und Harnleiter sowie des Nierenbeckens. Verantwortlich für die Infektionen sind in den meisten Fällen Darmbakterien vom Stamm Escherichia coli sowie Enterokokken. Diese Keime kommen natürlicherweise im Darm vor, besitzen dort aber keinen Krankheitswert. Gelangen sie jedoch in Harnröhre und Blase, dann vermehren sie sich und führen zu einer Entzündung. Eine solche Harnblasenentzündung, medizinisch Zystitis genannt, macht sich durch häufigen Harndrang und starke Schmerzen beim Wasserlassen bemerkbar. Diese sind vor allem über dem Schambein

spürbar. Mitunter findet sich Blut im Urin und die Betroffenen können leichtes Fieber haben.

Nun sind Frauen ohnehin weitaus häufiger von Harnwegsinfek-
ten geplagt als Männer. Das liegt an der weiblichen Anatomie: Ihre
Harnröhre liegt näher beim Anus, weshalb Darmbakterien leichter
dorthin gelangen können. Darüber hinaus ist die weibliche Harnröhre verhältnismäßig kurz, wodurch Bakterien schneller in die Blase
aufsteigen. Bedingt durch die nachlassende Östrogenproduktion
verändert sich der pH-Wert der Scheide, womit seine Schutzwirkung
vor Krankheitskeimen nach und nach geringer wird. Insofern haben
Darmbakterien ein noch leichteres Spiel, schmerzhafte Entzündungen auszulösen. Begünstigt wird die Entstehung von Infektionen
auch durch die zunehmende Trockenheit sowie die schlechter wer-
dende Durchblutung der Schleimhäute in Scheide und Harnröhre.

Herz- und Kreislauf-Beschwerden

Frauenherzen stehen allzeit bereite Schutztruppen zur Seite: die
Östrogene, welche zuverlässig auf die Gesundheit von Herz und
Kreislauf achten. Dieser hormonelle Heimvorteil wirkt auf vielen
Ebenen als Schutzschild. So verbessert Östrogen die Funktion des
Endothels – jener Zellschicht, die das Innere unserer Blutgefäße wie
eine Tapete auskleidet. Dieses Hormon kurbelt zudem die Produktion
von gefäßerweiternden Botenstoffen wie Prostazyklin sowie von
Stickstoffmonoxid (NO) an. Das bedeutet einen zusätzlichen Schutz
für die Gesundheit der Blutgefäße. Weiterhin halten die weiblichen
Geschlechtshormone die Blutfette in der Balance: Sie senken das
schädliche LDL-Cholesterin und erhöhen im Gegenzug das gefäß-
schützende HDL-Cholesterin.

Wie sicher der hormonelle Schutzschild ist, hängt übrigens nicht
nur davon ab, wie viel Östrogen im Blut kursiert. Wichtig ist auch,
dass die Botschaft des weiblichen Geschlechtshormons am Zielort

Der Eva-Infarkt

Lange galt er als typisch »männlich«. Inzwischen erleiden jedoch deutlich mehr Frauen als Männer einen Herzinfarkt – leider oft mit tödlichem Ausgang. Das liegt vor allem daran, dass sich ein weiblicher Herzinfarkt meist anders zu erkennen gibt als ein männlicher – nämlich eher untypisch. Wie Studien belegen, treten die klassischen Leitsymptome eines Infarktes nur bei rund dreißig Prozent der Patientinnen auf. Die Mehrdeutigkeit des sogenannten »Eva-Infarkts« führt dazu, dass die Akutsituation bei Frauen oft verkannt wird: Die Symptome werden falsch interpretiert und so verstreicht wertvolle Zeit, die über Leben und Tod entscheidet.

Warnzeichen beim »Eva-Infarkt«:
- Schmerzen zwischen den Schulterblättern
- Oberbauchschmerzen
- Übelkeit, oft mit Erbrechen
- Akute, heftige Atemnot
- Unerklärliche Müdigkeit und ausgeprägtes Schwächegefühl
- Kopfschmerzen
- Schmerzen im Hals- oder Nackenbereich
- Schlaf- und Verdauungsstörungen
- Angstgefühle

Diese Symptome können auch schon einen Monat oder länger vor dem Infarkt bestehen.

Wenn die Fehlerquote sogar bei Kardiologen hoch ist, verwundert es nicht, dass diese beim medizinischen Laien noch höher ausfällt: Frauen mit akutem Herzinfarkt wenden sich im Schnitt bis zu einer halben Stunde später an einen Notarzt als Männer – mit der Konsequenz, dass mehr als die Hälfte der weiblichen Patienten ihren ersten Infarkt nicht überleben. Tun sie es doch, schweben sie weiterhin in Lebensgefahr. Die Überlebenschancen von Frauen nach einem Infarkt sind um ein Drittel schlechter als die von Männern.

ankommt. Dafür sind Rezeptoren zuständig, an denen das Hormon andocken kann. Im »Hafen« eingeschifft, kann es seine Wirkung entfalten. Wie gut, das hängt stark davon ab, wie aktiv der Östrogen- rezeptor ist, sprich: wie fleißig die Hafenarbeiter sind.

Mit dem Eintritt der Wechseljahre geht die Effizienz des hormo- nellen »Airbags« für Evas Herz und Gefäße sukzessive zurück. Damit steigt das Risiko für Erkrankungen von Herz und Kreislauf wie Blut- hochdruck, Durchblutungs- und Herzrhythmusstörungen, koronare Herzerkrankungen sowie leider auch häufig von Herzinfarkt und Schlaganfall.

Herzrasen

Auf einmal scheint sich das Herz geradezu überschlagen zu wollen – Herzrasen und -stolpern sind oft die ersten und charakteristischen Anzeichen der Wechseljahre. Sie gehen auf das Konto des vegetati- ven Nervensystems, bedingt durch die hormonellen Veränderungen. Ebenso wie übrigens auch Hitzewallungen, doch dazu gleich mehr (S. 51 ff.).

Das vegetative Nervensystem, kurz VNS, steuert lebenswichtige Körperfunktionen wie Atmung, Blutdruck, Verdauung und eben auch den Herzschlag. Daneben unterliegen auch das Gefäß- und Hor- monsystem der Regulation des VNS. Diese und die vielen weiteren Funktionen des VNS laufen automatisch ab und können willentlich

Wechselseitige Verstärkung

Viele der Beschwerden in den Wechseljahren bedingen sich ge- genseitig. So können Hitzewallungen in der Nacht ebenso den Schlaf rauben wie depressive Verstimmungen oder Herzrasen. Demzufolge lässt sich nicht immer klar feststellen, was zuerst ge- stört hat und was nachgezogen ist.

nicht beeinflusst werden, daher spricht man auch vom autonomen Nervensystem. Dessen »Drahtzieher« heißen Sympathikus und Parasymphatikus – Gegenspieler mit gegensätzlichen Wirkungen: Während der Sympathikus anregt und aktiviert, wirkt der Parasympathikus entspannend und regenerierend.

Dass nun in den Wechseljahren der Puls ad hoc in die Höhe schnellt, liegt daran, dass die zusehends geringer werdenden weiblichen Geschlechtshormone das vegetative Nervensystem leichter erregbar machen. So kommt es, dass der Sympathikus den Herzschlag mal flugs ankurbelt, was in der Regel nur kurz anhält, bis sich dann wieder der beruhigende Parasympathikus einschaltet.

Hitzewallungen

Sie gehören ebenso zu den Klassikern unter den körperlichen Wechseljahresbeschwerden: Bei rund zwei Drittel aller Frauen in den Wechseljahren fluten Hitzewallungen regelmäßig an, oftmals bis zu dreißigmal am Tag. Dabei handelt es sich um Wärmewellen, die anfallsweise auftreten und dabei über Gesicht, Hals und Oberkörper

Leider hilft Fächern nicht gegen Hitzeattacken.

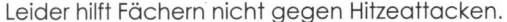

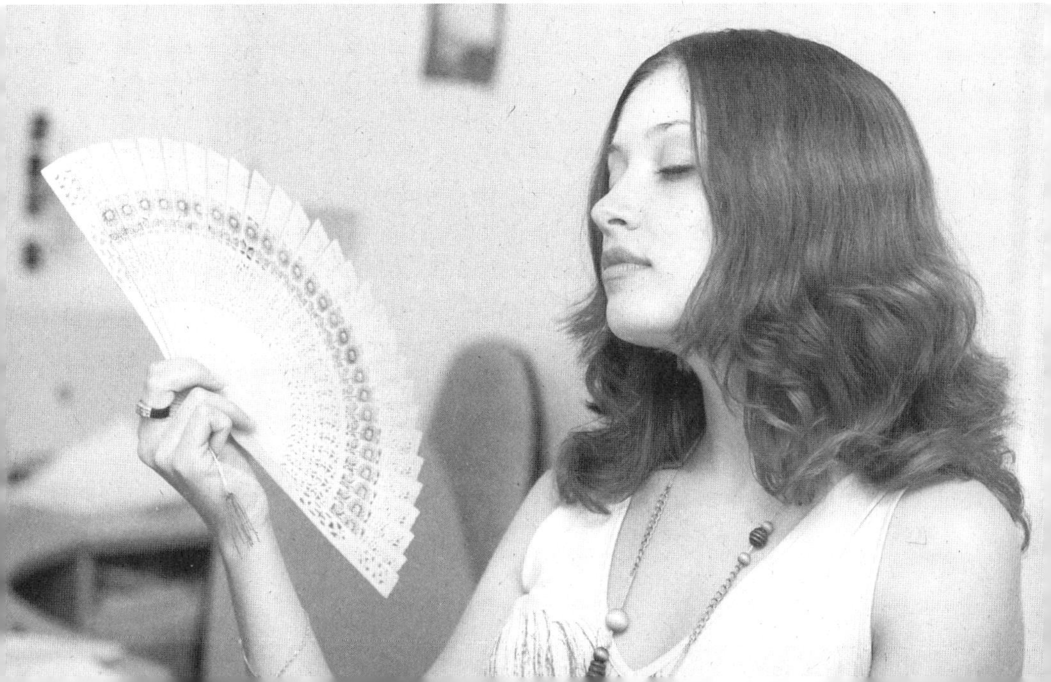

auf- oder absteigen. Dazu kommt es, wenn sich die direkt unter der Haut liegenden Blutgefäße von einem Moment auf den anderen weiten, wobei warmes Blut aus dem Inneren des Körpers durch die Hautoberfläche strömt. Gleichzeitig kommt es zum wellenförmigen Erröten der betroffenen Region – einer der Gründe, warum dieser häufige Begleiter der Wechseljahre so viel Kummer bereitet. Durch das Erröten bleibt auch der Umwelt die hitzige Attacke nicht verborgen, sondern ist weithin erkennbar. Im Verbund mit den Hitzewallungen erhöht sich auch die Herzfrequenz, was zu starkem Herzklopfen und Herzrasen führen kann.

Ist die Welle wieder abgeebbt, was im Schnitt nach zwei bis drei Minuten der Fall ist, stellt sich ein Schweißausbruch ein. Danach ist der Spuk jedoch noch immer nicht vorbei. Bedingt durch die Verdunstungskälte, mit der der Körper auf das Schwitzen reagiert, kommt es zum Frösteln.

Vorboten einer nahenden Hitzewallung sind ein Druckgefühl im Kopf und Unwohlsein. Durch Stress, heiße Speisen und Getränke, Koffein und Alkohol wird das Auftreten von Hitzewallungen gefördert. Das gilt logischerweise auch für eine warme oder heiße Umgebung, während Kühle die heiße Attacke abschwächt.

Häufigkeit und Intensität von Hitzewallungen sind ebenso wie deren Dauer von Frau zu Frau sehr verschieden. Sie können nur ein paar Mal pro Woche auftreten, aber auch zigmal am Tag und in der Nacht, wo sie den Schlaf beträchtlich stören (S. 55 ff.). Insgesamt betrachtet zeigen sich die Hitzewallungen allerdings am häufigsten zu Beginn der Wechseljahre. In deren weiterem Verlauf nehmen sie in der Regel langsam ab und verschwinden schließlich vollkommen.

Als Auslöser der unangenehmen Hitzeanfälle gelten nicht nur die abfallenden Konzentrationen des Östrogens, das unter anderem ja auch für die Wärmeregulation des Körpers zuständig ist, sondern

Was Ihnen zu Kopfe steigt

Die hormonelle Umstellung steigt mitunter auch zu Kopfe. Sprich: Die Anfälligkeit für Kopfschmerzen und Migräne ändert sich. Sie nimmt bei manchen Frauen in den Wechseljahren zu, während andere endlich von den schmerzhaften Attacken befreit werden.

auch der Anstieg von Stresshormonen wie Adrenalin, der durch den sinkenden Östrogenspiegel bedingt ist – auch das wird inzwischen als Ursache der Hitzewallungen gesehen.

Osteoporose

Eine weitere Begleiterscheinung des Klimakteriums, von der rund ein Drittel aller Frauen jenseits der 50 betroffen sind, ist die Osteoporose, umgangssprachlich Knochenschwund genannt. Diese Stoffwechselerkrankung des Knochens gibt es in zwei Varianten: primär und sekundär. Letztere ist die weitaus seltenere Form, die als Folge anderer Erkrankungen auftritt. So können der sekundären Osteoporose Störungen der Verdauungs- oder Nierenfunktionen sowie Krebserkrankungen zu Grunde liegen. Ebenso können rheumatisch-entzündliche Erkrankungen wie rheumatoide Arthritis, Morbus Crohn, Magersucht und Einschränkungen der Bewegungsfähigkeit zu einer sekundären Osteoporose führen. Mitunter sind auch Medikamente wie Kortisonpräparate, Antidepressiva, Blutverdünner oder Protonenpumpenhemmer – Medikamente, welche die Magensäure »entschärfen« – die Ursache. Auch übermäßiger Nikotin- oder Alkoholkonsum begünstigt die Entstehung einer sekundären Osteoporose.

In der überwiegenden Mehrheit der Fälle, bei rund 95 Prozent der Betroffenen, besteht eine primäre Osteoporose. Sie weist keine erkennbare Ursache auf und wird unterteilt in die postklimakterische Osteoporose und in die Altersosteoporose. Letztere tritt sowohl bei Frauen als auch bei Männern im höheren Alter auf. Ihre Auslöser sind Bewegungsmangel, eine unzureichende Versorgung der Knochen mit Vitamin D und Kalzium sowie bei Männern die mit dem Alter nachlassende Produktion des männlichen Geschlechtshormons Testosteron.

Diagnose von Osteoporose

Zunächst führt der Arzt ein ausführliches Gespräch mit Ihnen, in dem er Sie unter anderem nach Vorerkrankungen, der Einnahme von Medikamenten sowie nach etwaigen Knochenbrüchen und Stürzen befragt. Im Anschluss daran erfolgt eine umfassende körperliche Untersuchung, im Zuge derer vor allem Ihre Bewegungsfähigkeit geprüft wird. Haben sich Hinweise auf eine Osteoporose ergeben, werden Untersuchungen zur Erhärtung der Diagnose durchgeführt.

Dazu gehört allen voran die Messung der Knochendichte. Aufschluss über das Risiko für Knochenbrüche gibt der T-Wert. Je höher dieser Wert ist, desto geringer ist die Frakturgefahr. Um die Knochendichte zu messen, wird inzwischen meist eine DXA-Osteodensitometrie durchgeführt. Anhand dieser Methode lässt sich die Dichte der Knochenmineralien ermitteln; diese ist bei Osteoporose herabgesetzt. Weitere Verfahren zur Bestimmung des T-Wertes sind die quantitative Computertomographie (QCT) und die quantitative Ultraschallmessung. Beide liefern jedoch nicht so genaue Resultate wie die DXA-Methode.

In seltenen Fällen wird neben der Knochendichtemessung auch eine Biopsie durchgeführt, was allerdings nicht dazu dient, die Diagnose zu sichern, da die bei der Biopsie gemessenen Blutwerte meist unauffällig sind. Vielmehr können durch die Knochenbiopsie andere Erkrankungen wie beispielsweise Tumore als mögliche Ursache ausgeschlossen werden.

Ursache der postklimakterischen Osteoporose – mit der wir uns hier befassen – ist die nachlassende Bildung der weiblichen Geschlechtshormone. Diese lässt die Knochen nach und nach immer instabiler werden. Da es sich dabei jedoch um einen schleichenden Prozess handelt, wird er im Anfangsstadium meist noch gar nicht bemerkt. Typische erste Anzeichen sind gelegentliche Rückenschmerzen, denn der Abbau der Knochensubstanz zeigt sich zunächst an den Wirbelkörpern. Im weiteren Verlauf kommt es dann zunehmend zu Knochenbrüchen ohne erkennbaren Auslöser – man spricht deshalb von Spontanfrakturen. Diese stellen sich vorwiegend an den Wirbelkörpern der Wirbelsäule, im Bereich des Hüftgelenks – besonders am Oberschenkelhals – sowie am Handgelenk und am Oberarmkopf ein. Zu den charakteristischen Symptomen der Osteoporose gehört zudem, dass die Betroffenen zusehends kleiner werden und einen Rundrücken entwickeln. Dieser kann sich bei starker Ausprägung als so genannter »Witwenbuckel« manifestieren.

Schlafstörungen

Dass das Sandmännchen einen Bogen um das Bett macht, müssen zahlreiche Frauen in den Wechseljahren erleben. Die gestörte Nachtruhe ist ein weiteres, sehr verbreitetes Symptom absinkender Östrogenkonzentrationen und der damit ebenso geringer werdenden Menge an Serotonin, einem wichtigen Nervenbotenstoff (S. 63 ff.).

Nun ist Schlafstörung nicht gleich Schlafstörung. Man unterscheidet zwischen Durchschlaf- oder Einschlafstörungen, Insomnien genannt, und Störungen des Schlaf-Wach-Rhythmus. Durchschlafstörungen zeigen sich durch ein- oder mehrmaliges nächtliches Aufwachen. Danach benötigt die Betroffene mehr als eine halbe Stunde, um wieder in den Schlaf zu finden. Bei Einschlafstörungen vergeht über eine halbe Stunde – oft auch deutlich mehr, bis die Betroffenen endlich einschlafen können. Auch bei einem gestörten

In Phasen durch die Nacht

Unser Schlaf ist keineswegs immer gleich, sondern verändert sich während seiner gesamten Dauer. Dabei werden jeweils drei Phasen durchlaufen, die sich etwa alle neunzig Minuten wiederholen. Während dieser Schlafzyklen sind die Hirnströme unterschiedlich stark ausgeprägt. Die einzelnen Phasen werden wie folgt eingeteilt:

- **Leichtschlafphase**
  Hier werden zunächst Atmung und Puls regelmäßiger, die Muskeln entspannen sich und die Körpertemperatur sinkt. Die Wahrnehmung und das Bewusstsein sind geringer, man wacht jedoch selbst bei geringen Geräuschen noch auf. Im weiteren Verlauf wird der Schlaf dann tiefer und die Hirnströme haben eine geringere Aktivität. Die Leichtschlafphase dient der Regeneration sämtlicher Körperfunktionen.

- **Tiefschlafphase**
  In dieser Phase ist der Körper völlig entspannt. Der Schlafende nimmt nichts mehr um sich herum wahr und ist schwer zu wecken. Die Muskelaktivität nimmt weiter ab. Die Tiefschlafphase ist der erholsamste Schlaf der ganzen Nacht und dient der weiteren, noch tiefer gehenden Regeneration.

- **REM-Phase**
  REM steht für Rapid Eye Movement, dem Kennzeichen dieser Schlafphase: schnelle, hektische Bewegung der Augen unter den geschlossenen Lidern. Die REM-Phase ist besonders wichtig für die optimale Verarbeitung der Eindrücke und Gedanken des Tages – so wird in dieser Phase auch am häufigsten geträumt. In der REM-Phase werden überflüssige Informationen gelöscht und wichtige Informationen im Langzeitgedächtnis gespeichert. Aus diesem Grund ist ein langer und tiefer Schlaf mit ausreichend REM-Phasen auch so wichtig für die geistige Leistungsfähigkeit.

Schlaf-Wach-Rhythmus ist der Schlaf ein- oder mehrmalig unterbrochen, darüber hinaus können Schwierigkeiten beim Einschlafen bestehen.

Das Problem ist nun, dass Frauen in den Wechseljahren von allen Formen möglicher Schlafstörungen betroffen sein können: Sie schlafen nicht nur weitaus schlechter und später ein als gewohnt, sondern wachen auch häufig nachts auf und finden lange nicht mehr zur Ruhe. Dies geht häufig auf das Konto der lästigen Hitzewallungen (S. 51 ff.), welche die Betroffenen häufig nachts ereilen. Alles in allem sinkt die Schlafqualität im Zuge der Wechseljahre.

Wer schlecht und zu wenig schläft, ist selbstverständlich tagsüber müde und kaputt: Die Schlafstörungen sind der Hauptgrund für abnehmende körperliche Leistungsfähigkeit und Erschöpfungszustände in den Wechseljahren. Ebenso bewirken sie vermehrte Anspannung und regelrechte Ängste vor dem Zubettgehen – angesichts einer weiteren schlaflosen Nacht beziehungsweise einer gestörten Nachtruhe gut verständlich.

Schwindel

Die Schwankungen im Hormonhaushalt bringen viele Frauen selbst ins Schwanken: Schwindelanfälle sind während der Wechseljahre recht häufig. Wie erwähnt, wirken sich die hormonellen Veränderungen auch auf das vegetative Nervensystem (VNS) aus (S. 50 f.). Da dieses zahlreiche Vitalfunktionen steuert und kontrolliert, kann ein Ungleichgewicht im VNS auch den Gleichgewichtssinn im Ohr aus dem Lot bringen, was dazu führt, dass sowohl die Körpersicherheit im Raum als auch die Raumorientierung verloren gehen. Es stellt sich ein Gefühl des Schwankens oder Drehens ein. Häufig treten weitere Störungen des Gleichgewichts auf, wie unter anderem Fallneigung, Übelkeit, Erbrechen oder Schwarzwerden vor Augen. Diese Beschwerden entstehen, weil die an das Gehirn übermittelten Informationen der verschiedenen Sinnesorgane nicht miteinander in Einklang zu bringen sind.

Ein solcher Schwindel ist allerdings nur vorübergehend und in den Wechseljahren überwiegend unbedenklich. Trotzdem sollten die

So bleiben wir im Gleichgewicht

Direkt neben dem Hörorgan im Innenohr liegt das Gleichgewichts-organ, der Vestibularapparat. Er setzt sich aus drei Bogengängen und einem Vorhof zusammen. Gemeinsam mit den Augen dient das Gleichgewichtsorgan der Tiefensensibilität zur Orientierung im Raum. Dazu informiert es das Gehirn permanent über die Kopf- und Körperhaltung und ihre etwaigen Veränderungen.

Die Sinneszellen im Vorhof des Gleichgewichtsorgans reagieren auf die Schwerkraft sowie auf senkrechte und vertikale Beschleu-nigungen: Die feinen Härchen der Sinneszellen werden verbogen und damit erregt. In den drei Bogengängen hingegen liegen Sin-neszellen, die durch Drehbewegungen gereizt werden. Die Erre-gungsimpulse der Haarzellen werden zunächst an Nervenzellen übermittelt, die sich im inneren Gehörgang befinden. Die Fasern dieser Nervenzellen bilden den vestibulären Anteil des Hör- und Gleichgewichtsnervs (Nervus vestibulocochlearis). Er leitet die Informationen der Haarzellen an das Gehirn weiter. Über diese Nervenverbindungen sind die Erregungen aus dem Gleichge-wichtsorgan auch mit dem motorischen System verknüpft. In der Großhirnrinde werden die Informationen zu den Körperpositio-nen und deren Änderungen bewusst wahrgenommen. Erweist sich eine Körperposition als ungünstig, sendet die Großhirnrinde Impulse an das motorische System. Diese lösen reflektorisch Muskelbewegungen aus, mit denen die Stellung des Körpers den aktuellen Erfordernissen angepasst werden kann.

Schwindelattacken vom Arzt abgeklärt werden, um auszuschließen, dass organische Ursachen dahinterstecken. So kann Schwindel außer durch Hormonschwankungen auch durch Sehstörungen, Bluthochdruck, Durchblutungsstörungen, psychische Erkrankungen sowie durch übermäßige Anspannung und Stress auftreten.

Trockene Scheide

Das Weniger an Östrogen bleibt auch im Genitalbereich nicht ohne Folgen – leider für viele Frauen unangenehm spürbar. Im Zuge der hormonellen Umstellung werden die Schleimhäute – auch die in der Scheide – dünner und trockener. Letzteres kann dazu führen, dass die Scheide trotz schönster sexueller Erregung einfach nicht feucht werden will. Was medizinisch Lubrikationsstörung genannt wird, kann den Spaß am Liebesspiel verständlicherweise einschränken, wenn nicht gar verderben. Dazu kommt, dass die Schleimhaut der Scheide durch die Trockenheit empfindlicher und anfälliger für Verletzungen wird. Auch das steht lustvollem Sex mitunter im Weg, im wahrsten Sinn des Wortes. Neben Schmerzen beim Geschlechtsverkehr kann es auch zu Juckreiz kommen.

Zyklusstörungen

Das wichtigste Kennzeichen der Wechseljahre ist das Ausbleiben der Periode (S. 37 ff.). Das geht jedoch nicht von jetzt auf gleich. Bis es so weit ist, kommt es zu einigen Veränderungen und Unregelmäßigkeiten im Zyklus. Diese können von Frau zu Frau sehr unterschiedlich sein und auch im Zuge der Hormonumstellung variieren.

Sind die Blutungsintervalle kürzer oder länger, kommt mithin die Periode zu selten oder zu häufig, dann spricht man von Regeltempostörungen. Ist das Blutungsmuster verändert, so liegen Regeltypusstörungen vor: Die Periode ist stärker oder schwächer.

Bei vielen Frauen kommt es besonders zu Beginn der Wechseljahre zu einem verkürzten Zyklus. Im Rahmen einer solchen Polymenorrhoe beträgt der Abstand zwischen zwei Blutungen weniger als 25 Tage. Dazu kommt es, wenn ein Follikel nicht voll ausreift und infolgedessen der Eisprung nicht oder verfrüht stattfindet.

Der Zyklus kann jedoch auch länger werden: Bei der Oligomenorrhoe liegen definitionsgemäß zwischen zwei Blutungen mehr als 35, jedoch weniger als 45 Tage. Hinter verlängerten Zyklen stehen meist Follikel, die voll ausgereift sind und dann zu lange Proges-

What's about sex?

Mit dem Nachlassen von Eierstockfunktion und Hormonproduktion schwindet keineswegs auch die sexuelle Erregbarkeit – ganz im Gegenteil: Sie hält bis ins hohe Alter an. Schließlich ist Leidenschaft keine Frage der gelebten Jahre. Auch sind erotische Berührungen und körperliche Zärtlichkeiten nicht allein vom Hormonstatus abhängig.

Entsprechend sind Frauen ebenso wie Männer bis ins hohe Alter sexuell genuss- und orgasmusfähig. Allerdings ändern sich Bedürfnisse und Erwartungen an den Partner. Unter anderem verliert die Häufigkeit des sexuellen Verkehrs mit zunehmendem Alter an Wichtigkeit. Im Gegenzug steigt die Bedeutung der Zärtlichkeit in der Sexualität: Händchenhalten, Küssen und Umarmungen schätzen Frauen wie Männer nun noch mehr als früher. Die Herausforderung liegt für ältere Paare meist darin, bislang unerfüllte Wünsche nun als Chance anzusehen, in der jeder Partner sein individuelles Profil entwickeln kann – damit lässt sich Sexualität vollkommen neu entdecken. Zumal sich gerade in langjährigen Partnerschaften zum Zeitpunkt der Wechseljahre ein großes Maß an Vertrautheit eingestellt hat – eine prima Gelegenheit, alte

teron bilden. Eine Oligomenorrhoe kann mit ausgeprägten prämenstruellen Beschwerden wie Kopfschmerzen und Überreiztheit einhergehen.

Bei einigen Frauen fallen im Rahmen der hormonellen Veränderungen während der Wechseljahre die Blutungen ab und an einfach aus, stellen sich dann jedoch wieder wie gewohnt und oft auch ganz regelmäßig ein. Auslöser einer solchen Amenorrhoe ist, dass der Follikel nicht ausreift. Dadurch kommt es nicht zum Aufbau der Gebärmutterschleimhaut und die Blutung kann entsprechend nicht erfolgen.

Gewohnheiten abzustreifen und sich erotisch neu zu finden. Besonders da jetzt endlich mehr Zeit für intimes Zusammensein zur Verfügung steht. Die Kinder sind aus dem Haus, auf sie muss also keine Rücksicht mehr genommen werden. Viele Frauen (und natürlich auch ihre Partner) genießen die wiedergewonnene Spontaneität in der Sexualität in vollen Zügen – oft sogar noch mehr als in jüngeren Jahren. Viele Frauen berichten, dass sie gerade in den Wechseljahren selbstbewusster werden. Voller Lust genießen sie ihre Weiblichkeit. Die gereifte Persönlichkeit ruht in sich und muss niemandem mehr etwas beweisen. Dadurch sind sie zu wesentlich mehr Hingabe fähig. Das sind doch wahrlich gute Aussichten! Besonders wenn man bedenkt, was die Erfahrung der Sexualtherapie zeigt: Eine Frau, die sexuell immer aktiv war und häufig die Initiative ergriffen hat, bleibt dies auch im Alter. Also, dranbleiben – Tag für Tag. Der tägliche Austausch kleiner Aufmerksamkeiten und Zärtlichkeiten, aber auch das aufrichtige Interesse am anderen und seinen Problemen, halten die Erotik lebendig. Nichts von wegen Langeweile. Beständigkeit ist wesentlich wichtiger als das einmalig inszenierte Dinner bei Kerzenschein. Warten Sie nicht, bis Ihr Partner den ersten Schritt tut, sondern ergreifen Sie gleich heute die Initiative.

Mitunter ist die Menstruation in den Wechseljahren auch ungewohnt stark, Hypermenorrhoe genannt. Das kann der Fall sein, wenn die Abstände zwischen den Blutungen länger sind und sich deshalb die Schleimhaut der Gebärmutter höher aufbaut. Darüber hinaus können auch Myome starke Blutungen verursachen.

Typisch für die Wechseljahre sind nicht zuletzt Schmierblutungen – so benannt, weil die Blutungen nicht so stark wie gewohnt sind.

Was ist »normal«?

Jede Frau hat ihren eigenen individuellen Zyklus: Während die Tage bei der einen tatsächlich nur einige Tage dauern, sind es bei der anderen mindestens sieben. Und nur zehn bis 15 Prozent aller Zyklen sind wirklich genau 28 Tage lang. Deshalb ist es schwierig, einen allgemeingültigen Standard festzulegen – allenfalls Richtwerte sind erlaubt. Diesen zufolge findet eine »normale« Regelblutung alle 21 bis 35 Tage statt, dauert vier bis fünf Tage, ist nicht schmerzhaft und nicht übermäßig stark. Was bedeutet, dass der Blutverlust insgesamt etwa 50 Milliliter beträgt. Alles, was von diesen Richtwerten stark abweicht, gilt als Blutungsanomalie – sprich: als Zyklusstörung.

Neuland für die Seele

Die hormonellen Veränderungen führen auch die Psyche auf neues Terrain. Schließlich verringert sich die Menge des stimmungsaufhellenden Östrogens und zudem werden einige Nervenbotenstoffe nicht mehr in gleicher Menge produziert wie ehedem. Das hat direkte Auswirkungen auf die psychische Verfassung. Denn einerlei, ob Sie gerade gute Laune haben oder eher niedergeschlagen sind: Wo auch immer Ihr Stimmungsbarometer augenblicklich steht, ist das Ergebnis der Stoffwechselaktivität von Milliarden von Hirnzellen. Was die Nerven über ein unendlich weitverzweigtes Netz an Datenautobahnen untereinander austauschen, bestimmt unmittelbar über Ihr emotionales Befinden. Hormonell bedingte Unregelmäßigkeiten an den Knotenpunkten des Nervennetzwerks können deshalb ganz rasch auch das psychische Gleichgewicht durcheinanderbringen.

Das zeigt sich ebenso wie die körperlichen Folgen der Hormonumstellung bei jeder Frau unterschiedlich stark und durch jeweils andere Probleme. So sind die einen auf einmal ungewohnt reizbar und aggressiv, während andere mit Stimmungsschwankungen und Angstgefühlen zu tun haben. Sobald sich der Hormonhaushalt jedoch wieder eingependelt hat, findet auch die Psyche in ihre Balance zurück.

Die Nervenboten

Unser Körper übersetzt jede Information in elektrische Signale. Was diese von einer Nervenzelle zur anderen bringt, sind Neurotransmitter – Nervenbotenstoffe. Diese Eiweißstoffe leiten die, als elektrische Impulse gespeicherten, Nachrichten weiter. Und das geschieht nicht nur im Gehirn und innerhalb des zentralen Nervensystems. Die Nervenboten überbringen ihre Infos auch in jede einzelne Nervenzelle unseres Körpers – bis in die Spitze des kleinen

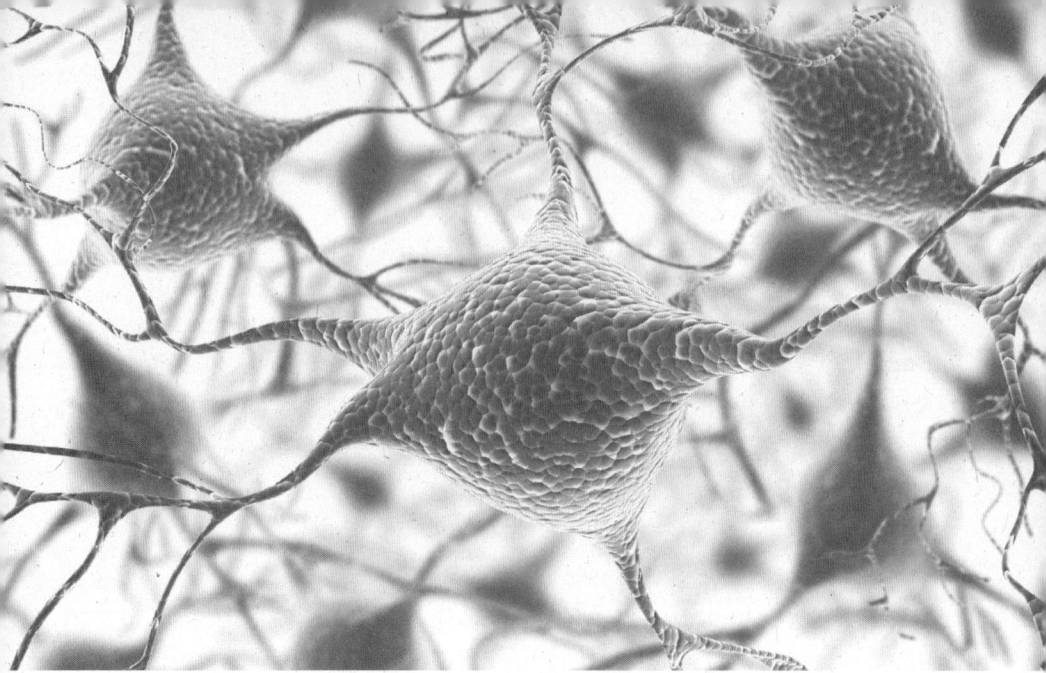

Unser Gehirn beherbergt über hundert Milliarden Nervenzellen.

Zehs. Neurotransmitter sorgen beispielsweise dafür, dass Sie Ihre Finger schleunigst von der heißen Herdplatte wegziehen. Ebenso ermöglichen Sie es Ihnen, einen Freund auf der anderen Seite der Straße zu erkennen und zu begrüßen. Dass diese Reaktionen wie zahllose andere Vorgänge im Organismus in Sekundenbruchteilen ablaufen, verdanken wir den Neurotransmittern. Sie gewährleisten die optimale Kommunikation der Nervenzellen, von denen es eine ganze Reihe gibt. Schließlich ist unser Körper ein sehr komplexes System und entsprechend beschäftigt er nicht nur einen einzigen Gesandten. Als Nachrichtenüberträger arbeiten viele Substanzen; so kreisen im Nervensystem unter anderem Acetylcholin, Serotonin und Dopamin sowie Endorphine.

Allen diesen Neurotransmittern gemeinsam ist, dass sie an den Kontaktstellen zwischen den einzelnen Nervenzellen, den Synapsen, gespeichert sind. In den Vesikeln, winzigen Säckchen, parken sie und warten darauf, an ihre Aufgabe zu gehen. Sobald ein elektrischer Impuls eintrifft, werden die Botenstoffe umgehend aus den Vesikeln freigesetzt. In Windeseile springen sie über einen kleinen Spalt zu den Synapsen der benachbarten Nervenzellen. Hier docken sie an bestimmte Empfängerstellen an und geben ihr Signal weiter. Die Nervenzelle, die diese Botschaft erhalten hat, übersetzt sie ebenfalls sofort wieder in einen elektrischen Impuls. Der gibt den Neurotransmittern erneut das Signal zum Aufbruch: Raus aus den Vesikeln und die Botschaft weitergeben! So werden Nachrichten blitzartig schnell von einer Nervenzelle zur nächsten hinübergereicht. Haben die Nervenbotenstoffe ihren Job erfüllt, werden sie wieder in den Vesikeln geparkt – keiner von ihnen soll schließlich verloren gehen.

Störfall auf den Nervenautobahnen

Ist das fein abgestimmte Zusammenspiel der Neurotransmitter gestört, wirkt sich das unmittelbar auf die Psyche aus: Ist zu wenig von einem bestimmten Botenstoff im Nervensystem unterwegs, schlägt sich das auf unser emotionales Befinden nieder. Wie sehr, entdeckte die Hirnforschung in den letzten Jahren immer genauer. So stellte sich unter anderem heraus, dass bei Stimmungstiefs und psychischen Störungen der Stoffwechsel der Gehirnzellen aus dem Gleichgewicht geraten ist. Dadurch sind bestimmte Nervenbotenstoffe zu wenig vorhanden oder in ihrer Funktion gestört. Bei depressiven Verstimmungen sind beispielsweise Serotonin, Noradrenalin und Dopamin zur Mangelware geworden. So besitzen Menschen mit Depressionen auffällig wenig von diesen Neurotransmittern.

Wenn die Chemie im Kopf nicht mehr stimmt, macht sich das bemerkbar: zunächst noch in vorübergehenden Anflügen von Lustlosigkeit und innerer Unruhe, dann in zunehmender Bedrücktheit, Melancholie und Unzufriedenheit. Was früher nur ab und an das Wohlbefinden beeinträchtigt hat, lastet nun immer häufiger auf der Seele. Erste mentale Beschwerden stellen sich ein, wie Nervosität, übertriebene Furchtsamkeit, Konzentrationsschwäche und starke Stimmungsschwankungen. Was in psychische Krankheiten mündet, wie Angstzustände, Depressionen und Zwangsvorstellungen, kommt nicht von heute auf morgen. Vielmehr entwickeln sich diese Erkrankungen schleichend: Nach und nach leeren sich die Depots der Botschafter in den Nervenzellen und bringen die Stimmung auf den Nullpunkt.

Himmelhoch jauchzend, zu Tode betrübt

Die eben beschriebenen Zusammenhänge erklären, weshalb die Stimmung in den Wechseljahren mitunter Achterbahn fährt: Gerade noch guter Dinge, stellen sich mit einem Mal trübe Gedanken ein und verdüstern die Seele. Für diese Berg- und Talfahrt zeichnet neben den Nervenboten auch der Hypothalamus verantwortlich, ein immens wichtiges Zentrum des Gehirns, das zum einen Hormonhaushalt und vegetatives Nervensystem steuert und zum anderen direkt an das limbische System gekoppelt ist. Da sich hormonelle Veränderungen unmittelbar auf den Hypothalamus auswirken, bekommt davon auf Grund seiner Verbundenheit auch das limbische System etwas mit – zuständig für das emotionale Befinden, schickt es die Stimmung zwischen Keller und Dach hin und her. Allerdings steht das Stimmungsbarometer dabei mehr auf Tief als auf Hoch: Die Schwankungen treten leider überwiegend als Traurigkeit denn als himmelhoch jauchzender Frohsinn in Erscheinung.

Depressive Verstimmungen

Wie erwähnt, schlägt der Stimmungspegel mehr nach unten als nach oben aus. So kann es sein, dass sich über mehrere Wochen ein permanentes Gefühl der Hoffnungslosigkeit, innere Leere und massive Selbstzweifel einstellen. In diesem Fall ist durchaus etwas mehr Vorsicht angebracht, denn eine derartige depressive Verstimmung ist prinzipiell die Vorstufe einer Depression – dieses Vollbild kann sich schneller entwickeln als gedacht, was immer mehr Menschen erleben müssen. Bereits heute leiden in Deutschland mehr Menschen unter Depressionen als unter der Volkskrankheit Diabetes, von der immerhin rund sechs Millionen Bundesbürger betroffen sind.

Wie steht's um Ihre Stimmung?

In den letzten zwei Wochen ...

	die ganze Zeit	meistens	gut die Hälfte der Zeit	knapp die Hälfte der Zeit	ab und zu	nie
... war ich froh und guter Laune	5	4	3	2	1	0
... fühlte ich mich ruhig und entspannt	5	4	3	2	1	0
... fühlte ich mich aktiv und energisch	5	4	3	2	1	0
... fühlte ich mich beim Aufwachen ausgeruht und frisch	5	4	3	2	1	0
... war mein Alltag voller Dinge, die mich interessieren	5	4	3	2	1	0

Haben Sie weniger als 13 Punkte gesammelt, sollten Sie Ihren Arzt auf eine mögliche depressive Verstimmung ansprechen.

Was so sehr auf dem Gemüt lastet, ist ein Problem der Software-Abteilung des Gehirns oder anders ausgedrückt, eine Stoffwechselstörung der Nervenbotenstoffe. Sind einige von ihnen zu wenig vorhanden, kann es, wie erwähnt, zu psychischen Störungen wie Depressionen kommen.

In den Wechseljahren werden die Schatten auf der Seele vor allem dadurch hervorgerufen, dass die Östrogenpegel sinken. Aufgrund dessen bildet der weibliche Organismus auch weniger Endorphine, die zu Recht Glückshormone genannt werden, da sie maßgeblich für die gute Laune sind. Der Begriff Endorphine steht für endogene Morphine. Das kommt daher, weil es sich bei ihnen um Stoffe handelt, die unser Körper selbst – endogen – herstellt und die dem Morphin sehr ähnlich sind. Nun kennen Sie vielleicht Morphin als den wichtigsten Wirkstoff des Opiums. Der kommt auch in unserem Körper vor? In der Tat, wir haben sogar eigene Rezeptoren, die für unser »Opium« reserviert sind. An diese Heimathäfen docken die Endorphine an und entfalten so ihre Wirkungen: Im limbischen System, der Hirnregion, wo Stimmungen und Gefühle verarbeitet werden, regen die körpereigenen Opiate positive Empfindungen an. Sie stimmen hoffnungsvoll und zufrieden, wirken antidepressiv und motivierend – kurzum: Sie sorgen für ausgeprägtes seelisches Wohlbefinden.

Körpereigene Schmerzmittel

Endorphine haben noch eine sehr wichtige Aufgabe: Sie hemmen die Weiterleitung von Schmerzempfindungen und sorgen damit ebenso für unser Wohlergehen. Ohne die hauseigenen Schmerzmittel wäre unter anderem die Geburt eine unvorstellbare Qual. Auch in Extremsituationen wie Unfällen schützen sie uns. Dabei werden enorme Mengen an Endorphinen ausgeschüttet, die dafür bürgen, dass selbst Schwerverletzte erst einmal keinen Schmerz verspüren. Diesen Effekt haben Sie sicher auch schon selbst erlebt, wenn Sie sich beispielsweise mit einem Messer geschnitten haben und erst einmal keine Schmerzen gefühlt haben. Das verdanken Sie Ihrem körpereigenen Opium.

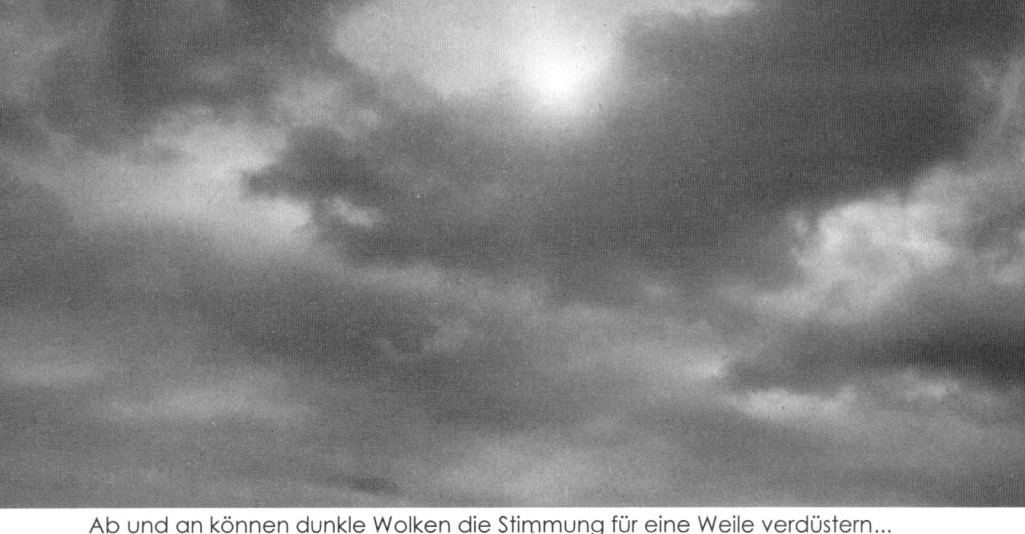

Ab und an können dunkle Wolken die Stimmung für eine Weile verdüstern...

Aggressiv und gereizt

Bereits die kleinste Kleinigkeit bringt Sie in Rage: Die sprichwört-
liche Fliege an der Wand lässt Sie beinahe aus der Haut fahren. Das
kennen Sie gar nicht von sich, wo Sie doch sonst immer ausgeglichen
waren. Klar, da hatten Sie auch weniger männliche Sexualhormone
im Blut. Nun aber ist deren Konzentration, bedingt durch die hormonellen Verschiebungen in den Wechseljahren, angestiegen und mit
ihnen Ihre Bereitschaft zur Aggression und Ihre Reizbarkeit. Wie zu
Beginn dieses Abschnitts kurz erwähnt, gehören auch diese Emotionen mit zur Palette jener Dinge, mit denen die Psyche auf die Umstellungen im Hormonhaushalt reagieren kann.

Ängstlich und besorgt

Auch das kann mit zum Reigen der psychischen Auswirkungen der
Wechseljahre gehören. Übermäßige und vielfach unnötige Sorgen
sowie Angstgefühle sind keine Seltenheit in dieser Zeit. Diese Erscheinungen gehen ebenso mit auf das Konto der zugleich mit den
Östrogenen gedrosselten Produktion an Endorphinen. Darüber
hinaus wird angenommen, dass auch der Rückgang an Progesteron,
welches beruhigend auf das zentrale Nervensystem wirkt, für die
vermehrten Sorgen und Ängste verantwortlich ist.

Gedächtnis- und Konzentrationsstörungen

»Wo war doch noch gleich, wie hieß der eben?« Auch das Gedächtnis und die Konzentrationsfähigkeit können durch die hormonellen Wogen ins Trudeln geraten. Das liegt nicht daran, dass Sie senil werden, sondern vielmehr daran, wie die Wissenschaft inzwischen vermutet, dass die Informationsübertragung mit den besagten Neurotransmittern aufgrund der Hormonumstellung beeinträchtigt ist. Infolgedessen kann es passieren, dass die Sauerstoffversorgung des Gehirns mitunter nicht mehr optimal ist. Dies zeigt sich daran, dass Sie manches vergessen und sich oft nicht mehr so gut konzentrieren können, wie Sie es von sich gewohnt sind.

Neu orientieren kostet Nerven

Natürlich sind für die geschilderten Lasten auf der Seele nicht einzig die hormonellen Veränderungen verantwortlich. Die Wechseljahre können auch an den Nerven zerren, indem sie eine neue Phase im Leben einleiten. Im Zuge dieses Umbruchs gilt es für viele Frauen, ihre Ziele und bisherigen Gewohnheiten zu überprüfen. Dabei mag sich so manches als überholt und nicht mehr passend entpuppen. Die jetzt eigentlich angesagte Ausrichtung hat sich aber noch nicht gefunden – wie auch, das dauert! Bis es so weit ist, befinden Sie sich auf der Suche und mitunter im Zwiespalt mit sich selbst. Da sind Nervosität oder schlechte Laune nur allzu verständliche Wegbegleiter.

Im Team mit dem Arzt

»Bin ich in den Wechseljahren?« – eine doch recht einfache Frage, die sich jedoch nicht so leicht beantworten lässt. Anders als bei der Schwangerschaft, wo es kein »bisschen schwanger« gibt, kann eine Frau durchaus ein »bisschen in den Wechseljahren« sein, was daran liegt, dass die Wechseljahre – wie ihr Name bereits sagt – ein Prozess sind, der sich über Jahre hinzieht: Der Hormonhaushalt stellt sich nicht von heute auf morgen um, sondern verändert sich ganz allmählich. Damit treten auch die Folgen der Hormonumstellung nach und nach in Erscheinung, sind mal stärker und dann wieder schwächer zu spüren.

Die typischen Anzeichen und Beschwerden der Wechseljahre wurden Ihnen auf den vorangegangenen Seiten und in den ersten Kapiteln des Buches vorgestellt. Auf den folgenden Seiten lesen Sie, wie Ihr Hausarzt beziehungsweise Ihr Frauenarzt versucht herauszufinden, ob Sie in die Wechseljahre kommen oder möglicherweise schon mittendrin sind.

Spurensuche im Hormonstatus

Die ersten Indizien für den Beginn der Wechseljahre finden sich im Hormonstatus. Dass die Fahndung hier anfängt, ist nur naheliegend, denn schließlich sind die Anzeichen der Wechseljahre an die Veränderungen im Hormonhaushalt gekoppelt.

Bei der Bestimmung des Hormonstatus werden die Konzentrationen verschiedener Hormone gemessen. Dazu gehören unter anderem das Follikelstimulierende Hormon (FSH), das Luteinisierende Hormon (LH) sowie natürlich die Östrogene. Unter Letzteren ist vor allem die Menge an Estradiol ein wichtiger Hinweis, ob die Wechseljahre kurz bevorstehen oder vielleicht schon eingesetzt haben. So ist es charakteristisch, dass Estradiol im Rahmen der Wechseljahre abnimmt, während das FSH im Gegenzug ansteigt.

Zur Messung der Hormonmengen gibt es verschiedene Tests, die je nach Fragestellung und bestehenden Beschwerden zum Einsatz kommen. Die gesetzlichen Krankenkassen übernehmen die Kosten für die Hormontests nur dann, wenn Indikationen wie sehr starke Beschwerden oder krankhafte Veränderungen vorliegen.

Einfacher Wechseljahres-Hormontest

Wenn Sie prüfen lassen möchten, ob sich bei Ihnen die Wechseljahre nähern, genügt der einfache Wechseljahres-Hormontest. Anhand der FSH-Menge wird bestimmt, ob die Eierstöcke bereits damit begonnen haben, ihre Tätigkeit allmählich einzustellen. Falls längere Zeit kein Eisprung mehr stattgefunden hat, schüttet die Hypophyse verstärkt FSH aus. Das soll dazu dienen, den Eierstöcken im wahrsten Wortsinn »auf die Sprünge« zu helfen – sprich: die Reifung der Follikel anzukurbeln, auf dass eines von ihnen springt. Aus diesem Grund ist ein erhöhter FSH-Wert ein aussagekräftiges Indiz für das Bevorstehen und den Beginn der Wechseljahre.

Um eine valide Auskunft zu bekommen, müssen in der Regel mehrere dieser einfachen Tests zu verschiedenen Zeitpunkten durchgeführt werden. Da die FSH- wie auch die Östrogenmengen innerhalb des Zyklus stark schwanken, ist ein einziger Test nicht aussagekräftig genug.

Da sich der einfache Wechseljahres-Hormontest auf den FSH-Wert konzentriert, ist er deutlich kostengünstiger als die größer angelegte Hormonanalyse.

Hormonanalyse

Dieser umfangreiche Test bestimmt die gesamte aktuelle Hormonsituation einer Frau und ist vor allem dann angezeigt, wenn Symptome und Beschwerden bestehen, die möglicherweise mit der Gabe von Hormonen behandelt werden sollen. Schließlich muss erst ganz klar sein, welcher der Kandidaten im Hormonkanon gegebenenfalls ersetzt werden muss, bevor man sich in deren empfindliches Zusammenspiel einmischt.

In der Hormonanalyse werden die Werte der Hormone FSH, LH, E2 – Estradiol – sowie Progesteron und Testosteron erfasst. Im Unterschied zu normalen Hormontests werden hierbei die freien und nicht die gebundenen Anteile der genannten Hormone gemessen, um falsche Ergebnisse zu vermeiden.

Bei der Hormonanalyse gibt es zwei Varianten: die Messung im Blut und die Messung im Speichel. Der Bluttest muss vom Arzt durchgeführt werden. Dagegen kann der Speicheltest in Eigenregie zu Hause gemacht werden; er ist also praktischer als der Bluttest und ebenso genau.

Wie beim einfachen Wechseljahres-Hormontest sind auch bei der Hormonanalyse mehrere Durchgänge zu verschiedenen Zeitpunkten im Zyklus erforderlich, um genaue Ergebnisse zu erhalten. Zur sicheren Diagnose wird heute eine dreimalige Bestimmung der Werte unter gleichbleibenden Bedingungen empfohlen.

Indizien für die Wechseljahre

Auch wenn die Hormonwerte von Frau zu Frau variieren, wurden Normalwerte definiert und anhand deren Indizien festgelegt, die auf die Wechseljahre hinweisen:

- LH über 15 mU/l – das Vier- bis Fünffache des Normalwertes
- FSH über 20 mU/l – das Zehn- bis 15-fache des Normalwertes
- Estradiol unter 20 pg/ml
- Verhältnis von LH zu FSH liegt bei 0,7 und darunter – liegt normal bei 1

Was noch zur Diagnose gehört

Hormontests sind nicht das einzige Instrument, das Ihr Arzt heranzieht, um Ihnen eine Antwort auf die Frage »Bin ich in den Wechseljahren?« zu geben. Neben der Spurensuche im Hormonhaushalt gehören auch eine eingehende Befragung sowie eine umfassende körperliche Untersuchung zum Repertoire der Diagnosestellung.

Zum Auftakt ein Interview

Am Anfang jeder Untersuchung – noch vor den Hormontests – steht ein ärztliches Interview, in dem eine Reihe wichtiger Daten erhoben wird. Diese dienen dazu, das aktuelle allgemeine Befinden zu ermitteln und so vielleicht erste Hinweise auf das Bevorstehen der Wechseljahre zu entdecken. Die häufigsten Eckdaten, die meist vom Arzt abgefragt werden, finden Sie unten kurz aufgeführt. So können Sie sich bereits vor dem Gang in die Praxis ein paar Gedanken machen.

Erste Bestandsaufnahme

Der Arzt fragt in der Regel folgende Eckdaten ab:
- Alter und Gewicht
- Bisherige Erkrankungen
- Länge und Intensität der Periode
- Schwangerschaft – und wenn ja, deren Verlauf
- Aktuelle Beschwerden
- Operationen
- Erkrankungen der Geschlechtsorgane
- Einnahme von Medikamenten
- Libido, Sexualleben und Häufigkeit des Geschlechtsverkehrs
- Lebensweise, unter anderem Alkohol-, Nikotin- und Kaffeekonsum sowie sportliche Aktivitäten

Organisch alles ok?

An die Befragung schließt sich eine eingehende gynäkologische Untersuchung an, die Sie bereits vom Besuch beim Frauenarzt kennen. Diese gibt Aufschluss über die anatomischen Gegebenheiten. Mittels Ultraschall werden zunächst die Geschlechtsorgane unter die Lupe genommen. Auf diese Weise lassen sich unter anderem Lage, Größe und Form der Gebärmutter sowie die Beschaffenheit der Eierstöcke untersuchen. Auch Zysten, Myome und andere krankhafte Veränderungen der Geschlechtsorgane können mittels Ultraschall erkannt werden. Nach dem Ultraschall folgen Tastuntersuchungen, um Brüste, Beckenboden und Scheide zu beurteilen.

Die gynäkologische Untersuchung hilft, den Anfangsverdacht des Eintretens der Wechseljahre weiter zu untermauern. In der Regel treten im Rahmen der hormonellen Umstellungen auch organische Veränderungen an Gebärmutter, Scheide und Brüsten auf.

Vorhersage per Blutprobe?

Mediziner aus Teheran haben einen Bluttest entwickelt, der Aussagen über das bevorstehende Eintreten der Wechseljahre ermöglicht. Die iranischen Wissenschaftler zogen dazu das Anti-Müller-Hormon heran. Die Menge dieses Hormons, kurz AMH, entspricht der Menge an reifungsfähigen Eizellen: Je höher die Konzentration an AMH im Blut einer Frau ist, desto mehr Eizellen stehen ihr noch zur Verfügung, aus denen sich ein Kind entwickeln könnte. Anhand des AMH-Wertes lässt sich also abschätzen, wie lange es noch dauern wird, bis bei der betreffenden Frau die Wechseljahre einsetzen. Die bisherigen Bluttests der Teheraner Ärzte waren dabei im Durchschnitt auf neun Monate genau. Nun wird der AMH-Test weiter auf seine Treffsicherheit geprüft. Sollte sich diese weiterhin als sehr gut erweisen, könnte die Vorhersage per Blutprobe in ein paar Jahren jeder frauenärztlichen Praxis zur Verfügung stehen.

Messung der Knochendichte

Empfehlenswert ist weiterhin – was viele Ärzte heute ohnehin tun –, dass Sie durch eine Knochendichtemessung eine möglicherweise beginnende Osteoporose (S. 53 ff.) ausschließen lassen. Bei dieser so genannten Osteodensitometrie wird der Mineralsalzgehalt des Knochens bestimmt. Von ihm hängt es ab, wie bruchfest ein Knochen ist. Zur Bestimmung der Knochendichte gibt es mehrere Verfahren. Das empfohlene Standardverfahren ist die Zweispektren-Röntgenabsorptiometrie, auch DXA/DEXA genannt. Dabei werden zwei schwache Röntgenstrahlen durch die Knochen am Oberschenkel und an der Lendenwirbelsäule geschickt. Je nach Knochendichte wird die Stärke der Röntgenstrahlen stärker oder geringer abgeschwächt. Auf diese Weise lassen sich bereits kleinste Veränderungen der Knochendichte feststellen. Um die gemessenen Werte zu beurteilen, wurde der T-Wert definiert. Er gibt an, ob und wenn ja, wie weit der erhobene Messwert von der mittleren Knochendichte eines Gesunden im Alter von dreißig Jahren abweicht: Je niedriger der T-Wert ist, desto größer ist das Risiko für Knochenbrüche und desto wahrscheinlicher ist die Diagnose einer Osteoporose.

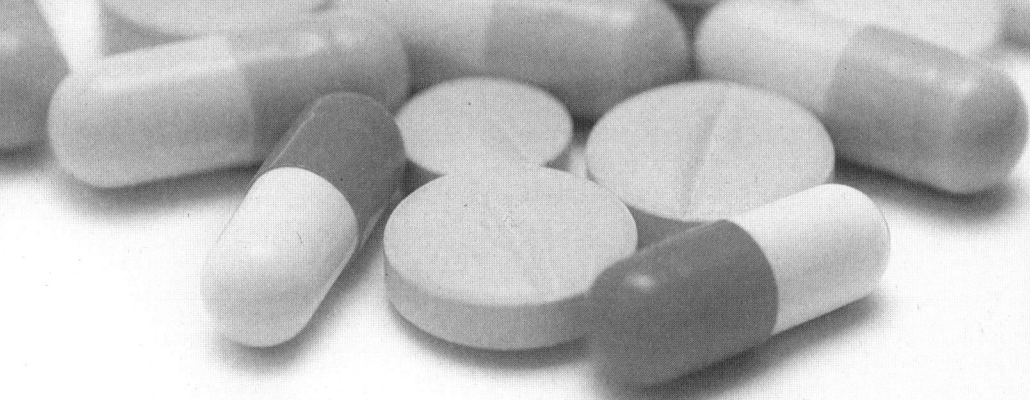

Was von den Helfern auf Rezept zu halten ist, müssen Sie leider selbst entscheiden.

Hilfe aus dem Labor?

Nein, sie sind keine Krankheit. Trotzdem können Hitzewallungen, durchwachte Nächte, Scheidentrockenheit und andere lästige Widrigkeiten im Zuge der Wechseljahre extrem störend sein. Für manche Frauen stellen sie sogar eine enorme Belastung dar – sowohl physisch als auch psychisch. So ist es nur verständlich, dass der Wunsch nach einer wirksamen Linderung ihrer Probleme besteht.

Natürlich muss das mit den hormonellen Turbulenzen einhergehende Ungemach nicht hilflos ertragen werden. Die Maßnahmen, die sich dazu am meisten empfehlen, kommen nicht aus dem Labor. Natürliche Behandlungsmethoden aus der Alternativmedizin haben sich inzwischen als äußerst wirksam entpuppt. Sie sind mindestens ebenso effektiv wie die Schulmedizin und haben keine Risiken und Nebenwirkungen. Von den überaus positiven Effekten, die richtige Ernährung und regelmäßige körperliche Bewegung gerade in den Wechseljahren entfalten, hier einmal ganz zu schweigen. Alles das lässt sich fast ausnahmslos selbstständig – in eigener Regie – anwenden: ein weiterer Vorsprung gegenüber den Behandlungen auf Rezept.

Dennoch dürfen in einem Buch über die Wechseljahre die medikamentösen Therapieoptionen nicht fehlen. Denn für welchen Wegbegleiter Sie sich letztlich entscheiden, liegt ganz bei Ihnen. Deshalb sollen Sie auch Nutzen und Risiken jeder Möglichkeit kennen, um genau abwägen zu können.

Pro und contra Hormone

Der Fokus medikamentöser Behandlung von Beschwerden in den Wechseljahren liegt auf der Gabe von Hormonen. Schließlich basieren nahezu alle Probleme in dieser Zeit auf Schwankungen der Hormonspiegel. Da liegt es nahe, dem Körper unter die Arme zu greifen und zu ersetzen, was ihm fehlt: jene Botenstoffe, die im Zuge der Wechseljahre langsam versiegen. Mit anderen Hormonen, beispielsweise dem Boten Insulin aus der Bauchspeicheldrüse oder dem Schilddrüsenhormon Thyroxin, klappt das ja auch.

Vor diesem Hintergrund wurde die Hormonersatztherapie konzipiert, kurz HET genannt. Ihre Aufgabe ist es, dem Körper die Hormone zurückzugeben, die er selbst nicht mehr produziert. Ein theoretisch durchaus sinnvolles Unterfangen, das sich in der Praxis jedoch nicht bewährt. Was noch bis vor gar nicht allzu langer Zeit beinahe jeder Frau im Alter von Ende vierzig und aufwärts als das Mittel schlechthin nahegelegt wurde, ist inzwischen schwer in Verruf geraten.

Ernüchternde Fakten

Zahlreiche Studien haben in den letzten Jahren die von außen zugeführten Hormone und ihre Wirkungen unter die Lupe genommen. Was dabei herauskam, sorgte dafür, dass Hormonersatzbehandlungen heute keineswegs mehr als die »ideale Lösung« gelten. Wie sich auch in weiteren Forschungen herausstellte, überwiegen die Risiken dieser Therapien gegenüber dem Nutzen. Dazu kommt das Argument von Kritikern, dass eine Hormonbehandlung die mit der Hormonumstellung einhergehenden Beschwerden nur auf spätere Jahre vertagt. Die unangenehmen Begleiterscheinungen der Wechseljahre hören schließlich wieder auf, sobald der Körper auf die neue Situation eingespielt ist – externe Hormonzufuhren zögern diesen Prozess unnötig hinaus.

Von Beginn an umstritten

Kaum war das erste Mittel zur Hormonersatztherapie auf dem Markt, stellte sich heraus, wie riskant diese Behandlung ist: Das aus Stutenurin gewonnene Östrogenpräparat namens Premarin® erwies sich als höchst gesundheitsschädlich. Von dem Medikament, das 1949 in den USA auf den Markt kam, versprach man sich Enormes. Premarin® sollte alle einer Frau mit zunehmendem Alter drohenden Gebrechen verhindern und sie jugendlich attraktiv erhalten – kurzum, es sollte der Jungbrunnen schlechthin sein. Je höher dessen Dosierung, desto besser seine bemerkenswerten Wirkungen, dachte man. Dass diese in der Tat bemerkenswert waren, zeigten alsbald unabhängige wissenschaftliche US-Studien. Sie kamen zu dem Ergebnis, dass Premarin® gefährliche Effekte auf die weibliche Gesundheit entfaltet. Das hoch dosiert verabreichte Östrogen schraubte das Risiko für Gebärmutterhalskrebs um glatt das Vierfache in die Höhe. Aus der Traum von der ewigen Jugend!

Doch recht bald kam die pharmazeutische Forschung auf eine neue Idee, angeregt durch das weibliche Hormonsystem, welches die Wirkungen der Östrogene durch Progesteron regulieren lässt. Also packte man Östrogen kombiniert mit Progesteron in die Pille und startete damit einen erneuten Versuch. Dieser war jedoch ebenfalls ernüchternd: Die in den USA an 16.000 Frauen durchgeführte Women's-Health-Initiative-Studie brachte 2002 den GAU ans Licht. Östrogen und Progesteron im Doppelpack erhöhten nunmehr das Risiko für eine weitere Krebsart, nämlich für Brustkrebs. Doch damit nicht genug: Die weltweit größte Studie zur Hormontherapie lieferte noch weitere schockierende Befunde. Neben dem Risiko für Brust- und Gebärmutterkrebs steigt auch die Gefahr für Thrombosen, Schlaganfall und Herzinfarkt. Anstatt wie erwartet Herz und Blutgefäße zu schützen, bewirkt die Östrogen-Progesteron-Kombi das genaue Gegenteil. Auf Grund der alarmierenden Ergebnisse wurde die WHI-Studie vorzeitig abgebrochen.

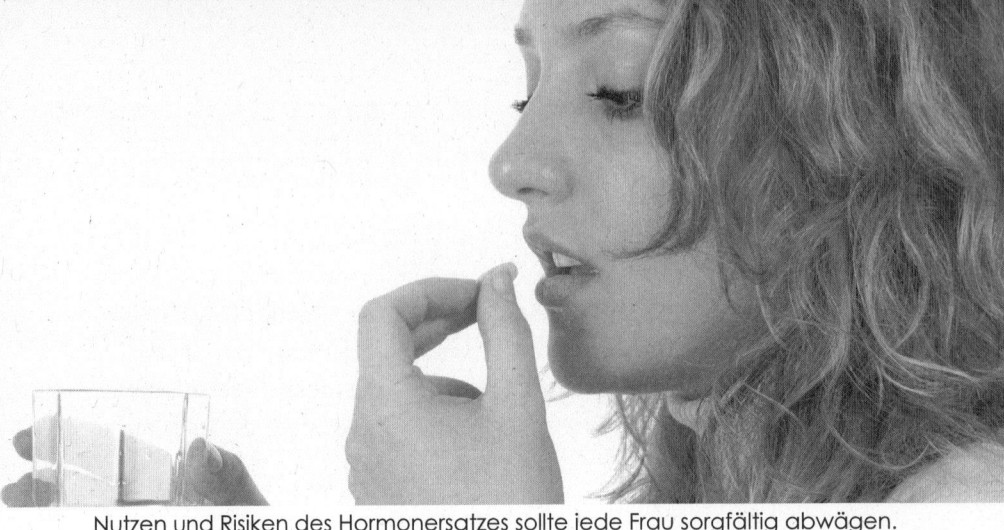
Nutzen und Risiken des Hormonersatzes sollte jede Frau sorgfältig abwägen.

Die Diskussion über Sinn und Unsinn einer Hormonersatztherapie ist nach wie vor in vollem Gange. Trotz der regen Forschungstätigkeiten ist eine objektive und abschließende Beurteilung leider nicht möglich. Vor allem weil dazu weitere wissenschaftliche Untersuchungen nötig wären, die aber bislang noch ausstehen. Auch das sind ernüchternde Fakten.

Ja oder nein?

»Der Weisheit letzten Schluss« gibt es, wie eben geschildert, zumindest derzeit noch nicht. Was bleibt, ist die Empfehlung, im Einzelfall sehr genau abzuwägen, was für oder gegen die Entscheidung zu einer Hormonersatztherapie spricht. Das sollte jede Frau individuell und ganz persönlich mit sich und ihrem Gynäkologen tun.

Umfassende Untersuchung

Bevor eine Hormonersatztherapie überhaupt in Erwägung gezogen wird, muss eine umfassende gynäkologische Untersuchung erfolgen. Ebenso müssen die Hormonwerte exakt mittels einer Blutuntersuchung bestimmt werden, um zu erkennen, welches oder welche Hormone gegebenenfalls zu verordnen sind. Im Rahmen dieser Untersuchungen ist auch eine detaillierte Befragung der potenziellen Hormontherapiepatientinnen unerlässlich.

Wie hoch ist der Leidensdruck?

Eine weitere wichtige Frage, die sich jede Frau im Hinblick auf den Einsatz von Hormonen stellen muss, lautet: Sind meine Beschwerden so stark, dass sie meine Lebensqualität und meinen privaten wie beruflichen Alltag spürbar beeinträchtigen? Nehme ich deshalb die bekannten Risiken einer HET in Kauf?

Bestehende Risiken berücksichtigen

Medizinische Risikofaktoren wie Diabetes mellitus, Bluthochdruck, Arteriosklerose oder starkes Übergewicht können die Anwendung einer Hormonersatztherapie einschränken oder sogar gänzlich verbieten. Das gilt auch dann, wenn die Frau starke Raucherin oder alkoholabhängig ist, denn die genannten Faktoren steigern die potenziellen Gefahren einer HET noch weiter. Kann eine HET trotz Risiken durchgeführt werden, muss die Wahl der Präparate auf diese abgestimmt werden. Deshalb sollte jede Frau, die eine HET machen möchte, mit ihrem Arzt ihr persönliches Risikoprofil ausarbeiten. Das schließt auch ihre Familie mit ein. Sind in dieser beispielsweise Herz-Kreislauf-Erkrankungen, Brust- und Gebärmutterkrebs, Thrombosen sowie Lungenembolien bekannt, gilt es ebenso, Vorsicht walten zu lassen.

Wann eine HET keinesfalls möglich ist

Bei einigen Erkrankungen kommt eine Hormonersatztherapie nicht in Frage. Dazu gehören:
- Brust- oder Gebärmutterkrebs
- Gefäßverschluss durch Blutgerinnsel
- Leberkrankheiten
- Starker Bluthochdruck
- Lupus erythematodes (Autoimmunerkrankung)
- Bösartige Hirntumore
- Bösartige Tumore im Rückenmark

Intensive Aufklärung

Unerlässlich ist weiterhin eine eingehende Aufklärung der betroffenen Frau durch ihren Arzt. Sie muss genau wissen, mit welchen Risiken eine Hormonersatztherapie für sie verbunden ist. Ebenso ist genau zu prüfen, ob und welche Alternativen es möglicherweise zu einer HET gibt.

Offizielle Entscheidungshilfe

Das Bundesinstitut für Arzneimittel und Medizinprodukte (BfArM) empfiehlt eine Hormonersatztherapie nur noch bei sehr starken Wechseljahresbeschwerden, sofern diese nicht anders zu behandeln sind. Ist beides der Fall und wird eine HET durchgeführt, sollte unbedingt mit einer niedrigen Östrogendosis begonnen werden. Diese Dosierung kann dann allmählich gesteigert werden, um den gewünschten Therapieeffekt zu erreichen. Jedes halbe Jahr ist zu überprüfen, ob die Dosis nicht gesenkt oder aber die Behandlung beendet werden kann. Zudem rät das BfArM, die HET nicht länger als maximal zwei Jahre anzuwenden.

Wichtig zu wissen

Wenn Sie sich entschieden haben, eine Hormonersatztherapie durchführen zu lassen, sollten Sie zu Ihrer eigenen Sicherheit wissen, worauf Sie achten müssen. Das ist entschieden besser, als darauf zu warten und zu hoffen, dass Ihr Arzt Sie informiert.

So wenig wie möglich und so viel wie nötig

Übereinstimmend gilt heute die Maßgabe, bei einer HET nur so wenige Hormone wie möglich und so viel wie nötig zu verabreichen. Das heißt: Ihre Behandlung sollte in der niedrigsten wirksamen Dosierung und für die kürzest mögliche Dauer durchgeführt werden.

Allein oder im Verbund

Grundsätzlich unterscheidet man bei der HET zwischen einer Mono- und einer Kombinationstherapie. Bei der Monotherapie werden ausschließlich Östrogene eingesetzt. Bei einer Kombinationstherapie kommen Östrogene und Gestagen gemeinsam zum Einsatz. Da Östrogene allein das Wachstum der Gebärmutterschleimhaut zu stark anregen können und so das Risiko für Gebärmutterkörperkrebs erhöhen, wird heute in der Regel eine Kombinationstherapie angewendet. Ist bei einer Frau jedoch die Gebärmutter entfernt worden, gibt es keinen Grund, Gestagene zu verabreichen. Das wäre sogar nachteilig. Denn wie sich in der erwähnten WHI-Studie (S. 79) gezeigt hat, kann gerade die Kombinationstherapie über einen längeren Zeitraum das Risiko für Brustkrebs erhöhen.

Schlucken, cremen, kleben oder spritzen?

Die pharmazeutische Industrie bietet Frauen mittlerweile eine breite Palette an Möglichkeiten, um sich die Hormone zu verabreichen. Welche Vorgehensweise am besten zusagt und die jeweiligen

HET und Brustkrebs

Ob und in welchem Ausmaß ein Zusammenhang zwischen Hormonersatztherapie und Brustkrebs besteht, wurde in den letzten Jahren eingehend erforscht. Im Mittelpunkt dieser Untersuchungen stand die Frage: Kann eine HET ein Mammakarzinom, einen Brustkrebs, verursachen oder dazu beitragen, dass sich bereits bestehende Tumore in der Brust verstärkt ausbreiten bzw. wachsen?

Wie sich zeigte, trifft beides zu. Trägt eine Frau bereits einen oder mehrere bösartige Tumore in ihrer Brust, wird oder werden diese in ihrem Wachstum gefördert. Das gilt allerdings nur für jene Karzinome, deren Verbreitung durch Hormone angeregt wird, die so genannten Hormon-rezeptiven Tumore – die häufigeren Formen von Brustkrebs. Weiterhin kamen die Forschungen zu dem Schluss, dass eine HET über einen längeren Zeitraum hinweg das Auftreten von Brustkrebs erhöht – diesen also in der Tat auslösen kann. Dabei stellte sich auch heraus, dass je nach Art und Darreichungsform der Hormone – also geschluckt oder über die Haut – erhebliche Unterschiede bestehen. So ist beispielsweise die alleinige Therapie mit Östrogenen mit einem geringeren Risiko für ein Mammakarzinom behaftet. Ebenso ist die Brustkrebsgefahr beim kombinierten Einsatz von Östrogenen und natürlichem Progesteron kleiner. Das größte Risiko birgt dagegen die kombinierte Behandlung von Östrogenen und synthetischem Gelbkörperhormon.

Auch die Form, in der die zugeführten Hormone in den Körper gelangen, spielt, wie kurz erwähnt, eine Rolle. Der Weg der Östrogene über die Haut hat sich als am wenigsten gefährlich im Hinblick auf Brustkrebs erwiesen. Solche Erkenntnisse der Wissenschaft liefern wichtige Informationen, die Frauen gemeinsam mit ihren Ärzten berücksichtigen sollten.

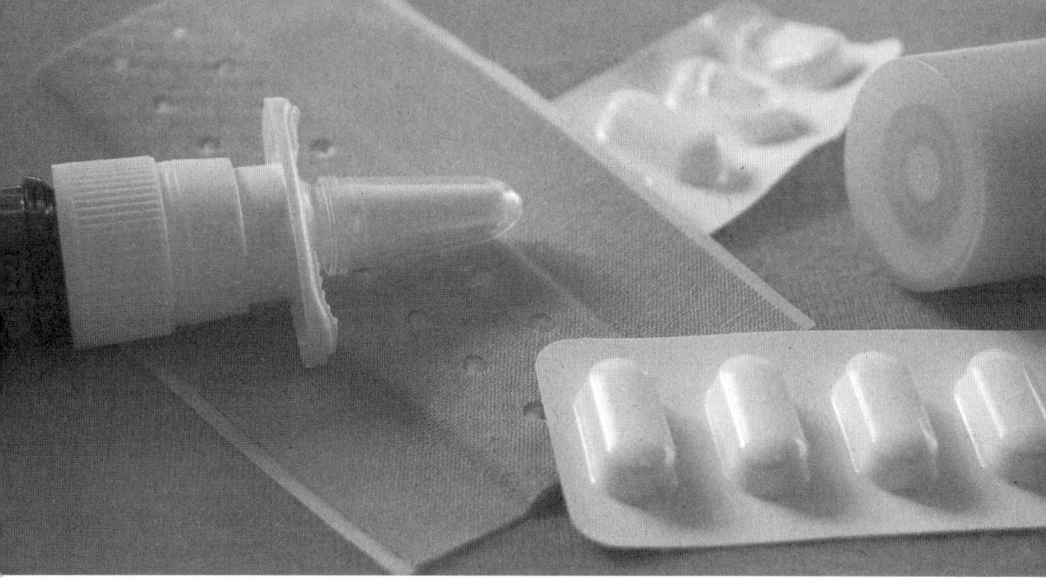

Die am besten geeignete Form der Verabreichung von Hormonen ist individuell unterschiedlich.

medizinischen Erfordernisse erfüllt, ist individuell sehr unterschiedlich. Deshalb kann es durchaus vorkommen, dass erst ein paar Versuche gestartet werden müssen, bis der richtige Weg für die HET gefunden ist.

Tabletten

Durch das Schlucken, fachsprachlich orale Aufnahme genannt, bahnen sich die Hormone ihren Weg über das Verdauungssystem in den Körper. Via Darmschleimhaut geht es in das Blut und später in die Leber – eine weite Reise, die auf Dauer eine ziemliche Belastung für Leber und Nieren darstellt. Sie sind es schließlich, die den Hormonen auf die Sprünge helfen sollen und diese weiter in den Blutkreislauf verfrachten und anschließend wieder ausscheiden müssen. Diese Belastungen für den Organismus sind ein entscheidendes Argument gegen Tabletten oder Pillen, zumal dann, wenn bereits Schäden oder Funktionsbeeinträchtigungen an Leber oder Nieren bestehen.

Auf die Hormonzufuhr über die Haut auszuweichen, ist allerdings nicht so einfach und nicht immer möglich. Manche Frauen vertragen diese Form der Anwendung nicht besonders gut.

Cremes und Gele

Gele und Cremes sind sehr einfach in der Anwendung und werden einmal täglich auf die Haut aufgetragen. Sie ziehen rasch ein und reizen die Haut nicht. Ihr größter Vorteil aber ist, dass sie den Körper nicht unnötig belasten. Denn werden die Hormone über die Haut verabreicht, nehmen sie den direkten Weg ins Blut. Damit entfällt der Umweg über die Leber und den Magen-Darm-Trakt. Zudem genügt eine geringere Dosierung, da der direkte Weg in die Blutbahn die Wirkstoffe zielgerichteter an die richtige Stelle bringt. Allerdings reagiert so manche Frau mit Unverträglichkeitsreaktionen der Haut auf die transdermale Anwendung.

Pflaster

Flugs aufgeklebt und die Botenstoffe können auf Fahrt in den Körper gehen. In allen möglichen Größen und in unterschiedlichen Dosierungen: Hormonpflaster sind eine weitere und einfache Variante zur Anwendung der HET. Die Körperpartie zum Aufbringen des Pflasters muss in jedem Fall trocken und fettfrei sein, da das Pflaster sonst nicht richtig haften kann. Klebt es korrekt, kann man damit wie gewohnt duschen, baden oder auch Sport treiben. Das Pflaster muss zweimal in der Woche erneuert werden, um einen gleichmäßigen Hormonspiegel zu gewährleisten. Die direkte Sonneneinstrahlung sollte vermieden werden, da sich der Wirkstoff an der Sonne zersetzen kann. In manchen Fällen kommt es zu Hautirritationen wie Rötungen und Brennen.

Spritze

Hormonspritzen, mit denen Frauen ihre Hormondosis direkt in den Muskel injiziert bekommen, sind noch nicht allzu lange auf dem Markt. Diese Version hat den Vorteil, dass die Prozedur nur einmal im Monat absolviert werden muss. So lange ist die Injektion wirksam. Nachteilig ist jedoch, dass Hormone, die einmal in den Muskel gespritzt wurden, im körperlichen System sind. War die verabreichte Menge zu hoch, kann das nicht mehr korrigiert werden. Was bleibt, ist abwarten, bis die Wirkung nachlässt – zu Beginn und zum Einstieg in eine HET sind Hormonspritzen deshalb nicht gut geeignet.

Testosteron und Libido

Wie auf Seite 24 ff. zu lesen war, kursiert das männliche Sexualhormon Testosteron auch im weiblichen Körper. In geringen Mengen von Nebennierenrinde und Eierstöcken gebildet, zeichnet der Botenstoff für eine ganze Reihe an Aufgaben verantwortlich. Unter anderem sorgt Testosteron für Lust auf und Freude am Sex. Dieser Spaß vergeht allerdings so manchen Frauen im Zuge der Wechseljahre, was nach einer Extraportion Testosteron von außen ruft – meist in Form von Cremes oder Pflastern. Das männliche Geschlechtshormon allein kann jedoch nicht genug ausrichten, um die Libido wieder anzukurbeln. Das haben Studien kürzlich gezeigt. Ist der Spiegel sowohl an Östrogenen als auch an Testosteron niedrig, dann ist der potente Botenstoff machtlos. Damit er in Sachen Liebeslust wirksam werden kann, müssen auch die Östrogenpegel angehoben werden.

87

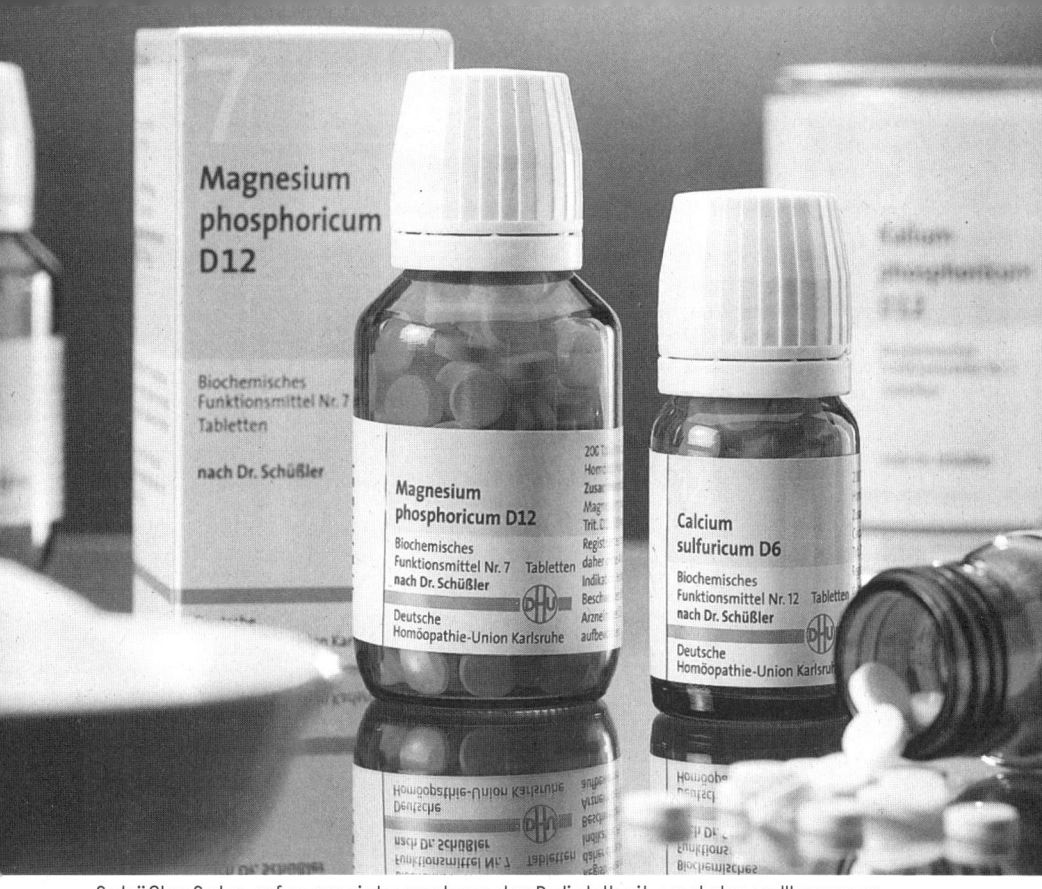

Schüßler-Salze erfreuen sich wachsender Beliebtheit, und das vollkommen zu Recht!

Die große Kraft der Schüßler-Salze

Rudolf Virchow, Louis Pasteur, Charles Darwin – alles berühmte Wissenschaftler, deren Erkenntnisse den Beginn einer neuen Epoche in Medizin und Biologie markierten. In der zweiten Hälfte des 19. Jahrhunderts herrschten zweifelsohne bewegte Forscherzeiten, auch in Oldenburg. Hier nämlich setzte sich der Arzt Dr. Heinrich Wilhelm Schüßler (1821–1889) intensiv mit Mineralsalzen auseinander. Dabei fand er heraus, dass diese unerlässlich für den Ablauf sämtlicher Lebensfunktionen sind. Dies war die Geburtsstunde einer innovativen Heilmethode, deren Erfolgsgeschichte bis heute ungebrochen ist. Dr. Schüßler nannte sie Biochemie, abgeleitet von »bios«: das

Leben, und »Chemie«: die Lehre von den Eigenschaften und der Zusammensetzung der Stoffe. Entsprechend werden die Schüßler-Salze auch als Salze des Lebens bezeichnet.

Dass diese Salze über Generationen hinweg nie in Vergessenheit geraten sind, hat viele gute Gründe. Als Nährstoffe der Zellen können Schüßler-Salze die Gesundheit maßgeblich beeinflussen. Das gilt besonders für all jene Beschwerden, die mit den Wechseljahren einhergehen. Hier bewähren sich die Schüßler-Salze hervorragend. Ganz ohne Neben- und Wechselwirkungen kräftigen sie den Organismus und unterstützen ihn in seinen Funktionen.

Gesunde Zellen, gesunder Körper

»Jedes Leiden beruht auf einer Störung der Zelle« und »Krankheiten der Zellen sind zugleich Krankheiten des Körpers«: Diese Thesen von Rudolf Virchow (1821–1902) waren wegweisend für Schüßler. Er erkannte rasch, dass die Weichen zwischen gesund und krank in den Zellen gestellt werden, den kleinsten Bausteinen des Organismus. Sind diese gesund, ist auch der gesamte Organismus im Lot. Krankheiten hingegen gehen auf Störungen der Zellfunktionen zurück.

Mineralstoffe: grundlegend für die Zellgesundheit

Inspiriert von Virchow und der – zu seinen Lebzeiten bahnbrechenden – Entdeckung des holländischen Forschers Jacob Moleschott (1822–1893), dass Mineralstoffe eine zentrale Bedeutung für die Zellfunktionen haben, postulierte Schüßler: »Gesund bleiben kann der Mensch nur, wenn er die nötigen Mineralstoffe in der erforderlichen Menge und im richtigen Verhältnis zueinander besitzt.« Andernfalls gerät der Stoffwechsel der Zellen aus dem Gleichgewicht. Ein solch entgleister Zellstoffwechsel kann gesundheitliche Störungen auslö-

Die Elemente des Lebens

Mineralstoffe sind essenzielle, das heißt lebensnotwendige Nährstoffe. Unser Körper kann sie selbst nicht herstellen, weshalb wir sie ihm über unsere Nahrung liefern müssen. Gelöst in Blut, Lymphe und Zellflüssigkeit kursieren die Elemente des Lebens im gesamten Organismus – eine schlagkräftige Armada, unterwegs im Dienst der Gesundheit. Zu den Mineralstoffen zählen auch die Spurenelemente. So benannt, weil sie nur in geringen Mengen im Körper vorkommen und auch nur in Spuren benötigt werden. Was jedoch nicht heißt, dass sie weniger wichtig sind.

sen. Führt man den Zellen die fehlenden Mineralstoffe jedoch in der richtigen Menge zu, dann können die durch den Mangel gestörten Funktionen wieder normalisiert werden. Basierend auf dieser Überlegung baute Schüßler sein Therapiesystem auf. Wie richtig er damit lag, zeigten seine enormen Behandlungserfolge.

Weniger ist oft mehr

Auf dem Weg zum Durchbruch seiner Methode galt es für Schüßler allerdings, eine entscheidende Hürde zu nehmen. Er wusste bereits, dass Mineralstoffe »pur« vom Körper nicht so gut verwertet werden können. Sie mögen zwar ausreichend über die Nahrung zugeführt werden, doch die Zellen können sie nicht in gleichem Umfang aufnehmen. Wie jedoch war zu gewährleisten, dass jede einzelne Zelle

Auf den Spuren Hahnemanns

Der Begründer der Homöopathie, Samuel Hahnemann (1755–1843), lehrte, dass Krankheitsbilder mit sehr geringen Mengen jenes Mittels zu heilen sind, das genau diese Erscheinungen hervorruft. Das berühmte Ähnlichkeitsprinzip der Homöopathie: »Ähnliches mit Ähnlichem behandeln«.

Zwischen der Behandlung mit Schüßler-Salzen und der Homöopathie gibt es jedoch Unterschiede, auch wenn ihre Mittel nach dem gleichen Prinzip – der Potenzierung – hergestellt werden. »Mein Heilverfahren ist kein homöopathisches«, betonte Schüßler, der ehemals als Homöopath praktizierte. Seine Behandlungsmethode gründet sich »nicht auf das Ähnlichkeitsprinzip, sondern auf die physiologisch-chemischen Vorgänge, die sich im menschlichen Körper vollziehen«. Anders als in der Homöopathie wird in Schüßlers Biochemie das passende Mittel nicht nach dem Prinzip der Ähnlichkeit ausgewählt. Bei den Salzen des Lebens muss die Wirkung nicht mit dem zu behandelnden Krankheitsbild übereinstimmen.

bekommt, was sie für ihre Funktionsfähigkeit benötigt? Die Antwort fand sich rasch im reichen Erfahrungsschatz des einstigen Homöopathen Schüßler. Um eine optimale Einsatzfähigkeit der Mineralstoffe – Fachleute nennen das Bioverfügbarkeit – zu erreichen, wandte der Oldenburger Arzt ein Verfahren aus der Homöopathie an. Er verdünnte die Mineralsalze so stark, dass sie schneller an ihre Wirkstätten gelangen können: über die Schleimhäute von Mundhöhle, Rachen und Speiseröhre unmittelbar ins Blut und von dort auf direktem Weg in die Zellen. Durch diese so genannte Potenzierung verstärkt sich mit der immer feineren Aufschließung der Ausgangssubstanz deren Wirkung. Potenzieren erhöht also trotz stofflicher Verminderung die Effizienz.

Die Potenzierung

Im Zuge der Potenzierung wird ein Teil der Ausgangssubstanz mit neun Teilen Milchzucker oder Alkohol verrieben bzw. verschüttelt. Das Ergebnis ist ein zehnprozentiges Stoffgemisch, eine D1 mit dem Verhältnis 1:10. Dieser Vorgang lässt sich beliebig oft wiederholen – so lange, bis die gewünschte Potenz erreicht ist. Für D6, also die sechste Dezimalpotenz, wurde die Ausgangssubstanz sechsmal nacheinander im Verhältnis 1:10 verdünnt. Ein Mittel mit der Potenz D6 enthält also noch ein Millionstel der ursprünglichen Menge der Ausgangssubstanz. Bei der D12 liegt das Verhältnis bereits bei einem Molekül Mineralsalz und einer Billion Milchzuckermolekülen. Nach dem Potenzieren werden die Mineralsalze in Milchzucker, etwas Maisstärke und Magnesiumstearat – ein Hilfsmittel zum Auflösen – verpackt und zu Tabletten gepresst.

Wie Schüßler-Salze wirken

Schüßler-Salze ersetzen nicht einfach nur, was fehlt: Sie greifen vielmehr regulierend in den Stoffwechsel der Zellen ein. Anders als Mineralstoff-Präparate dienen die Salze des Lebens nicht dem mengenmäßigen Ausgleich eines Mangels, sondern helfen den Zellen,

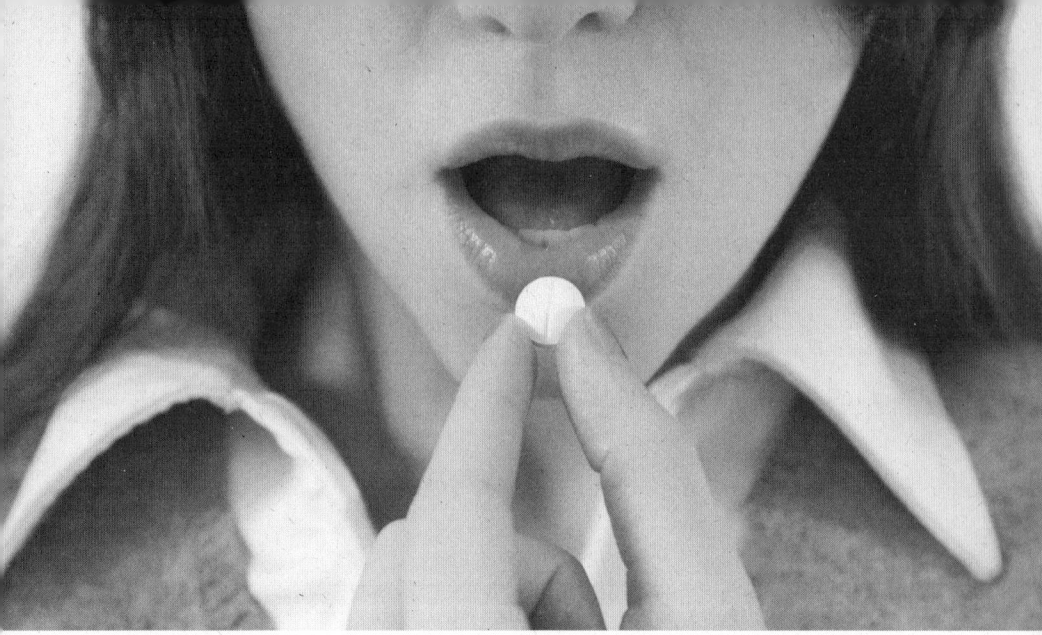

Die enormen Wirkungen der Schüßler-Salze setzen bereits auf der Zunge ein.

die Mineralstoffe aus der Nahrung optimal zu nutzen. Der Grund hierfür liegt im Detail – in der Aufbereitung. Durch die Potenzierung haben Schüßler-Salze andere Eigenschaften in ihrer Wirkung als »normale« grobstoffliche Mineralstoffe. Sie übermitteln den Zellen die Information, wie sie besser auf das Angebot an Nährstoffen zurückgreifen können, und geben ihnen so den Impuls, sich selbst wieder ins Gleichgewicht zu bringen. Damit wird die körpereigene Fähigkeit zur Selbstheilung von Grund auf saniert: Schüßler-Salze zielen auf umfassende, langfristige Gesundung ab und nicht nur auf die kurzzeitige Beseitigung von Symptomen.

Länger im System

Die übliche Methode, einen Mineralstoffmangel zu beheben, besteht darin, den entsprechenden Stoff in hoher Dosierung durch spezielle Präparate zuzuführen. Das lässt dessen Gehalt im Blut wie gewünscht ansteigen, allerdings nur vorübergehend – bleibt der Nachschub aus, sinkt der Pegel an Stoff XY wieder. Dazu kommt, dass hohe Dosen an Mineralstoffen, ebenso wie an Vitaminen und Spurenelementen, vielfach von den Nieren wieder ausgeschieden werden. Was in die Zellen soll, landet in der Kanalisation.

SCHÜSSLER-SALZE

Diese ungewünschten Effekte bleiben bei Schüßler-Salzen aus, da sie nicht geschluckt werden. Sie umgehen die Um- und Abbauprozesse im Stoffwechsel und strömen via Mundschleimhaut direkt ins Blut. Hier zirkulieren die Mineralsalze so lange, bis die Zellen sie aufnehmen, und zwar in den tatsächlich benötigten Mengen.

Anwendung der Mineralsalze

Damit Schüßler-Salze ihre Wirkungen in vollem Umfang entfalten können, gibt es einiges – wenn auch weniges – zu berücksichtigen.

- Schüßler-Salze schluckt man nicht, sondern lässt sie langsam auf der Zunge zergehen – eine ganz grundsätzliche Angelegenheit. Denn nach dem Prinzip dieser Behandlungsmethode beginnt die Wirkung bereits mit der Aufnahme der feinstverteilten Arzneistoffe durch die Mundschleimhaut. Das langsame Zerfallen im Mund gehört also mit zum Heilplan.
- Die Salze sollten nicht zu den Mahlzeiten eingenommen werden. Faustregel: 30 Minuten vor oder eine Stunde nach dem Essen.
- Kaffee, Schwarztee, Pfefferminze, Kakao, ätherische Öle und künstliche Süßstoffe können die Aufnahme der Schüßler-Salze beeinträchtigen – deshalb also unmittelbar vor oder nach der Einnahme meiden.
- Schüßler-Salze können auch äußerlich in Form biochemischer Salben eingesetzt werden. Diese sind wie die Tabletten in der Apotheke erhältlich.
- Anfangs alle fünf Minuten, später viertel- bis halbstündlich je eine Tablette auf der Zunge zergehen lassen – so lange, bis die akuten Beschwerden abgeklungen sind. Das ist meist bereits nach wenigen Stunden der Fall. Danach die Einnahme der Tabletten auf alle zwei Stunden reduzieren. Am nächsten Tag nur noch dreimal täglich eine Tablette nehmen. Bei chronischen Beschwerden ist – das liegt in ihrer Natur – auch eine längere Behandlung erforderlich. Das kann bedeuten, dass ein bestimmtes Salz über

mehrere Wochen eingenommen werden muss, bis die Beschwerden abgeklungen sind.
- Prinzipiell sollte man nur ein Schüßler-Salz einnehmen. Sind zwei
oder gar drei unterschiedliche Salze erforderlich, sollte zwischen
jeder Einnahme mindestens eine Stunde liegen.

»Zu Risiken und Nebenwirkungen«

... gibt es wenig zu sagen, denn Schüßler-Salze sind ausgesprochen gut verträglich. Nebenwirkungen sind also nicht zu befürchten.
Ebenso besteht keine Gefahr der Überdosierung: Da die Salze natürlicherweise im Körper vorkommen, wird wieder ausgeschieden, was
zu viel ist.

Auch Wechselwirkungen mit anderen Medikamenten gibt es bei
den Schüßler-Salzen keine. Sie können also parallel mit anderen Arzneimitteln eingenommen werden. Vielfach verstärken oder ergänzen
sich die Medikamente sogar in ihrer Wirkung, daher unterstützen
Schüßler-Salze oftmals eine andere Behandlung.

Die zwölf Funktionsmittel

Schüßler verfeinerte seine Behandlungsweise immer weiter und therapierte schließlich nur noch mit zwölf ausgewählten Mineralsalzen. Er nannte sie »Funktionsmittel«, da jedes Einzelne ganz bestimmte Funktionen der Zellen, Gewebe und Organe fördert.

Die Steckbriefe auf den folgenden Seiten stellen die zwölf Funktionsmittel vor und erläutern, gegen welche Beschwerden – nicht nur im Rahmen der Wechseljahre – sie besonders wirksam sind.

Die Regelpotenzen

Schüßler empfahl, seine Funktionsmittel in der Potenz D6 einzunehmen. Mit Ausnahme der Salze Nr. 1, 3 und 11: Diese werden in der Potenz D12 angewendet.

Die Regelpotenzen der 12 Salze im Überblick:

- Nr. 1 Calcium fluoratum   D12
- Nr. 2 Calcium phosphoricum   D6
- Nr. 3 Ferrum phosphoricum   D12
- Nr. 4 Kalium chloratum   D6
- Nr. 5 Kalium phosphoricum   D6
- Nr. 6 Kalium sulfuricum   D6
- Nr. 7 Magnesium phosphoricum   D6
- Nr. 8 Natrium chloratum   D6
- Nr. 9 Natrium phosphoricum   D6
- Nr. 10 Natrium sulfuricum   D6
- Nr. 11 Silicea   D12
- Nr. 12 Calcium sulfuricum   D6

Nr. 1 Calcium fluoratum: Kalziumfluorid (Flußspat)

Das Salz für Bindegewebe, Knochen, Gelenke, Sehnen und Zähne

Kalzium ist der Baustoff unserer Knochen und des Bindegewebes. Sehr wichtig ist es auch für die Weiterleitung von Nervenimpulsen, sowohl im Nervensystem als auch im Bereich der Muskeln. Fluor wiederum baut die härteste Substanz unseres Körpers auf – den Zahnschmelz.

Kalziumfluorid spielt damit überall dort in unserem Körper eine zentrale Rolle, wo Gewebe aufgebaut und Strukturen mechanisch gestärkt werden müssen: in Knochenhaut, Oberhaut, Zell- und Gefäßwänden ebenso wie in Sehnen und Bändern. Darüber hinaus hält Kalziumfluorid die Muskeln, Bänder und Sehnen elastisch und stabil. Es härtet den Zahnschmelz und kräftigt die Wände der Blutgefäße.

Ist der Kalziumfluorid-Haushalt gestört, führt das zu einer Erschlaffung der elastischen Gewebe. Die Folgen sind Bindegewebsschwäche, Falten und Risse in der Haut. Ebenso kann es zu einer Senkung der Organe kommen und zur Verhärtung von Geweben. Das äußert sich unter anderem in Form starker Hornhautbildung.

Wirkspektrum von Calcium fluoratum:
• Bandscheibenschäden
• Gelenkbeschwerden
• Gewebserschlaffung, schwaches Bindegewebe
• Krampfadern
• Osteoporose
• Zahnfleischschwund

Nr. 2 Calcium phosphoricum: Kalziumphosphat

Das Salz für Muskeln, Zellerneuerung, Knochen, Zähne, Blutbildung und Regeneration

Calcium phosphoricum kommt am reichlichsten in unseren Zellen vor, allen voran in den Knochenzellen. Es spielt eine zentrale Rolle bei allen Körpervorgängen, die dem Wachstum und der Neubildung dienen. Kalziumphosphat ist deshalb das wichtigste Aufbau- und Regenerationsmittel in der Biochemie. Unser Körper benötigt es zur Erneuerung seiner Zellen, zur Muskelerregung und zum Aufbau von Zahn- und Knochensubstanz. Darüber hinaus beeinflusst dieses Salz die Gerinnungsfähigkeit des Blutes: Wer beispielsweise zu Nasenbluten oder starkem Bluten nach Verletzungen wie Schnittwunden neigt, der ist bei Calcium phosphoricum richtig.

Wirkspektrum von Calcium phosphoricum:
- Allergien
- Blutarmut
- Förderung von Heilungs- und Wachstumsprozessen
- Menstruationsbeschwerden
- Osteoporose
- Rekonvaleszenz nach Krankheiten
- Schlecht heilende Knochenbrüche
- Schwächezustände
- Wadenkrämpfe
- Zahnbeschwerden

Nr. 3 Ferrum phosphoricum: Eisenphosphat

Das Salz für Immunsystem, Stoffwechsel, Blut und Gefäße

Wie das Salz Nr. 2 hat auch Eisenphosphat ein weites Spektrum an Aufgaben im Körper zu übernehmen: »Ferrum phosphoricum sollte in keinem Haushalt fehlen«, wie ein Schüßler-Therapeut es deshalb einmal formuliert hat. Welche wichtige Rolle Eisen spielt, ist bekannt. Nicht umsonst findet es sich in allen Zellen unseres Körpers. Es ist ein unentbehrlicher Baustein des roten Blutfarbstoffs, des Hämoglobins. Dieses bindet Sauerstoff und transportiert ihn über den Blutweg in alle Zellen. Deshalb sinkt die Leistungsfähigkeit ab, sobald Eisen fehlt. Typische Anzeichen dafür sind Müdigkeit, Muskel- und Konzentrationsschwäche wie auch ein schwaches Immunsystem. Ohne Eisen können zudem zahlreiche Enzyme nicht mehr richtig arbeiten.

Ferrum phosphoricum ist eines der wichtigsten Salze zur Stärkung der Leistungskraft – sowohl körperlich wie geistig. Schließlich sorgt es mit dafür, dass die Zellen mehr Sauerstoff erhalten, und kurbelt so die Energiegewinnung an. Darüber hinaus fördert Eisenphosphat die Stoffwechselaktivität und erhöht die Schlagkraft des Abwehrsystems.

Wirkspektrum von Ferrum phosphoricum:

- »Erste-Hilfe-Mittel« bei akuten entzündlichen und fieberhaften Beschwerden
- Blutarmut
- Durchblutungsstörungen
- Durchfall
- Konzentrationsstörungen
- Körperliche Überanstrengung
- Magen-Darm-Infekte mit oder ohne Erbrechen
- Starke Menstruation
- Verletzungen wie Schnittwunden, Quetschungen und Verstauchungen

Nr. 4 Kalium chloratum: Kaliumchlorid

Das Salz für Immunsystem, Wasserhaushalt, Atemwege und Schleimhäute

Kalium kommt in jeder Zelle, insbesondere in den roten Blutkörperchen vor. Für die Erregbarkeit von Nerven und Muskeln ist Kalium unentbehrlich, ebenso für den Aufbau von Eiweiß und die Verwertung von Kohlenhydraten. Im Verbund mit Chlorid reguliert Kalium den Flüssigkeitshaushalt des Körpers. Damit spielt es auch eine wichtige Rolle bei der Ausscheidung von Schlacken- und Giftstoffen. Kalium chloratum wirkt darüber hinaus unterstützend auf das Lymph- und Drüsensystem, weshalb es auch als »Betriebsstoff für die Drüsen« bezeichnet wird.

Wirkspektrum von Kalium chloratum:
• Ekzeme
• Entzündungen aller Art
• Infekte
• Schwellungen der Gelenke

Nr. 5 Kalium phosphoricum: Kaliumphosphat

Das Salz für Nerven und Psyche

Kalium phosphoricum ist grundlegend für zahlreiche Abläufe im Körper, allen voran in den Nerven- und Muskelzellen: das fünfte Salz ist wesentlich an der Weiterleitung von Nervenreizen an die Muskeln beteiligt. Ebenso an der Bereitstellung von Energie, denn Phosphate sind die Energieüberträger unseres Körpers.

Ein weiteres wichtiges Aufgabengebiet von Kaliumphosphat liegt im Bereich von Nerven und Psyche: Das Salz Nr. 5 ist das Mittel zur psychischen Stabilisierung, zum seelischen Ausgleich und zur Stärkung eines angegriffenen Nervenkostüms. Dass der Ausspruch »Kalium statt Valium« vollauf berechtigt ist, davon können Sie sich mit Kalium phosphoricum selbst überzeugen.

Nur naheliegend, dass ein Mangel sich vor allem in der Psyche niederschlägt: Ängstlichkeit, depressive Verstimmungen und Niedergeschlagenheit wie auch Konzentrationsstörungen und Gedächtnisschwäche sind häufige Folgen schlecht gefüllter Kaliumphosphat-Speicher. Neben den geistigen und seelischen Fähigkeiten verringert sich auch die körperliche Leistungsfähigkeit.

Wirkspektrum von Kalium phosphoricum:

- Angstgefühle mit Herzklopfen
- Depressive Verstimmungen
- Fieberhafte Entzündungen
- Konzentrationsschwierigkeiten
- Nervös bedingte Beschwerden
- Rückenschmerzen
- Schlafstörungen
- Spannungskopfschmerzen
- Stress

Nr. 6 Kalium sulfuricum: Kaliumsulfat

Das Salz für Stoffwechsel und Entgiftung, für Leber, Haut und Schleimhäute

Kalium sulfuricum kommt in Haut und Schleimhäuten, Knochen und Muskeln sowie in Nägeln und Leber vor. Es ist entsprechend mit am Aufbau der genannten Gewebe und Organe beteiligt. Kaliumsulfat unterstützt ferner das Eisen beim Transport von Sauerstoff in die Zellen und ist auch mit von der Partie, um den Zellstoffwechsel zu aktivieren. Weiterhin fördert dieses Mineralsalz den Eiweißstoffwechsel sowie die Ausscheidung von Stoffwechselschlacken und Giftstoffen. Damit hilft es der Leber und stärkt deren Funktionstüchtigkeit.

Wirkspektrum von Kalium sulfuricum:
• Ängstlichkeit
• Entzündungen im Hals-Nasen-Ohren-Bereich
• Förderung von Entgiftung und Entschlackung
• Magen-Darm-Entzündungen
• Melancholische Stimmung
• Rheumatische Gelenkschmerzen
• Schnupfen
• Völlegefühl

Nr. 7 Magnesium phosphoricum: Magnesiumphosphat

Das Salz für Muskeln, Knochen, Nerven, Herz und Darm

Magnesiumphosphat gehört mit zur Riege der Salze mit enormem Wirkspektrum. Dies ergibt sich bereits aus den großen Magnesiumvorkommen im Körper: in Muskeln, Blutkörperchen und Nerven, Gehirn und Rückenmark, Leber und Schilddrüse, Knochen und Zähnen. Bei Funktion und Aufbau all dieser Gewebe und Organe ist das Salz Nr. 7 mit von der Partie, ebenso bei der Steuerung des vegetativen Nervensystems: Magnesium mindert – weithin bekannt – Stress und nervöse Anspannung. Unter anderem deshalb, weil es überschießende Nervenreize herunterreguliert. Das ist der Grund, warum man das Salz Nr. 7 bei Krämpfen und Schmerzen mit so gutem Erfolg anwenden kann. Das Multitalent Magnesium hat auch antiallergische Effekte, macht viele Enzyme erst richtig aktiv und schützt das Herz: Es hilft mit, Thrombosen zu verhindern und unterstützt den Herzmuskel in seiner Schlagkraft.

Wirkspektrum von Magnesium phosphoricum:

- Blähungen
- Depressive Verstimmungen
- Juckreiz
- Koliken
- Kopfschmerzen
- Krämpfe
- Krampfhusten
- Menstruationsbeschwerden
- Migräne
- Nervös bedingte Beschwerden
- Schlafstörungen
- Schmerzen jeder Art

Nr. 8 Natrium chloratum: Natriumchlorid, Kochsalz

Das Salz für Wasserhaushalt, Stoffwechsel und zur Entgiftung

Natrium- und Chloridionen treten im Duett als Kochsalz auf – ein alter Bekannter. Natriumchlorid ist an zahlreichen lebenserhaltenden Vorgängen beteiligt.

Rund die Hälfte der Natriumionen tummeln sich außerhalb der Zellen, in der »extrazellulären Flüssigkeit«. Der Rest findet sich in den Knochen und im Knorpelgewebe sowie im Magen und in den Nieren.

Das achte Schüßler-Salz reguliert den Wasserhaushalt im Körper und ist auch mit von der Partie, um das Säure-Basen-Gleichgewicht stabil zu halten. Es unterstützt die Aufnahme von Nährstoffen in die Zellen ebenso wie deren Neubildung. Als Bestandteil der Natrium-Kalium-Pumpe stellt es die Erregbarkeit der Muskeln und Nerven sicher. Deren Funktionen sind beeinträchtigt, sobald Natriumchlorid fehlt: Ist die Reizweiterleitung eingeschränkt, können Muskel- und Nervenzellen nicht mehr voll aktiv werden.

Wirkspektrum von Natrium chloratum:

- Anregung der Durchblutung
- Blässe
- Blutarmut
- Gelenkbeschwerden
- Kopfschmerzen und Migräne
- Nasennebenhöhlenentzündungen
- Schnupfen
- Unregelmäßiger Stuhlgang
- Verstopfung
- Wasseransammlungen im Gewebe (Ödeme)

Nr. 9 Natrium phosphoricum: Natriumphosphat

Das Salz für Stoffwechsel, Lymphsystem und Säure-Base-Haushalt

Natrium phosphoricum findet sich in allen Geweben und Zellen des Körpers. Aus gutem Grund, denn dieses Salz übernimmt im komplexen Räderwerk des Stoffwechsels eine Reihe von Aufgaben – allen voran als Müllabfuhr: Das Salz Nr. 9 ist unerlässlich zur Entfernung überschüssiger Säuren, die bei jedem Stoffwechselvorgang anfallen. Als »Entsäuerungsmittel« trägt Natriumphosphat dazu bei, den Säure-Basen-Haushalt in Balance zu halten, ebenso wie den Fettstoffwechsel. Natriumphosphat hat auch große Bedeutung beim Kohlensäureaustausch und bei der Lösung von Harnsäure im Blut.

Wirkspektrum von Natrium phosphoricum:
- Akne
- Entzündungen
- Gelenkbeschwerden
- Magenschleimhautentzündung
- Säureüberschuss im Körper
- Sodbrennen
- Störungen im Stoffwechsel
- Übelkeit
- Verdauungsbeschwerden

SCHÜSSLER-SALZE

Nr. 10 Natrium sulfuricum: Natriumsulfat

Das Salz für Entschlackung, Entgiftung und Verdauung

Auch Natriumsulfat ist hauptamtlich mit Entsorgungsarbeiten im Körper befasst: Es sorgt dafür, dass überschüssige Stoffwechselschlacken und Giftstoffe auf schnellstem Weg ausgeschieden werden. Daher findet sich dieses Salz weniger innerhalb der Zellen, sondern vielmehr in der Gewebsflüssigkeit – dort, wo am meisten Müll aus den Um- und Abbauvorgängen im Organismus deponiert wird. Angesichts dieser Wirkungen profitieren vor allem die Ausscheidungsorgane von Natriumsulfat: Leber, Niere und Blase, aber auch Gallenblase und Darm erhalten von diesem Salz tatkräftige Unterstützung.

Wirkspektrum von Natrium sulfuricum:
• Akne
• Beschwerden nach zu üppigen und fettreichen Mahlzeiten
• Blähungen
• Durchfall
• Entschlackung
• Entzündliche Hauterkrankungen
• Ödeme
• Rheumatische Beschwerden
• Verdauungsstörungen

Nr. 11 Silicea: Kieselsäure

Das Salz für Haut, Haare und Nägel, Bindegewebe und Nerven

Das »Kosmetikum der Biochemie«: Welchen großen Beitrag Kieselsäure für die Gesunderhaltung und damit Schönheit von Haut, Haaren und Nägeln leistet, ist schon lange bekannt. Auch für den Aufbau und die Festigkeit des Bindegewebes ist Silicea angesagt – straffe Haut an Po und Oberschenkeln sind auch ihr zu verdanken. Kieselsäure ist an der Bildung von Kollagen beteiligt, jenem Eiweißstoff, der Knorpel, Sehnen, Bänder und eben auch das Bindegewebe, einem Gerüst vergleichbar, festigt – übrigens auch die Wände der Blutgefäße: Silicea trägt mit zur Vorbeugung von Krampfadern und Arterienverkalkung bei. Nicht zuletzt wird auch unser Nervenkostüm durch das Salz Nr. 11 stabiler.

Wirkspektrum von Silicea:
- Blutergüsse
- Eitrige Entzündungen
- Haarausfall
- Hämorrhoiden
- Heilungsförderung von Wunden und anderen Verletzungen
- Juckreiz
- Krampfadern
- Nervös bedingte Beschwerden
- Probleme mit Haut, Haaren oder Nägeln
- Rheumatische Beschwerden

Nr. 12 Calcium sulfuricum: Kalziumsulfat

Das Salz für Blutreinigung, Zellaufbau und Gelenke

Calcium sulfuricum kommt vor allem in der Leber und Gallenflüssigkeit sowie in der Knorpelmasse vor. Es fördert die Bildung von Binde- und Stützgewebe und verbessert die Blutgerinnung. Zudem spielt es eine wichtige Rolle bei Entzündungen: Dabei fallen Abbauprodukte im Stoffwechsel an, deren Abtransport und Ausscheidung Kalziumsulfat fördert. Deshalb ist das Salz ein gutes Mittel bei allen eitrigen Entzündungen und Abszessen.

Wirkspektrum von Calcium sulfuricum:
- Abszesse
- Afterfisteln
- Eitrige und chronisch-entzündliche Prozesse
- Gedächtnisschwäche
- Mandel-, Nasenneben-, Stirnhöhlen- und Mittelohrentzündungen
- Rheumatische Beschwerden
- Schlafstörungen
- Schnupfen

Die Ergänzungsmittel

Zu den ursprünglichen Funktionsmitteln sind inzwischen zwölf weitere Mineralsalze hinzugekommen, die so genannten »Ergänzungsmittel«. Sie können, wie ihr Name schon andeutet, zur Ergänzung der zwölf Funktionsmittel angewendet werden. Für alle zwölf Ergänzungsmittel wird empfohlen, sie in der Regelpotenz D6 einzunehmen.

Nr. 13 Kalium arsenicosum: Kaliumarsenit

Dieses Salz hat eine enge Beziehung zur Haut. Daher wird Kaliumarsenit vor allem bei Hautkrankheiten angewendet, wo es sich auch bei schwer zu behandelnden und chronischen Beschwerden als hilfreich erweist. Weitere Heilanzeigen sind körperliche und geistige Schwächezustände, Muskelkrämpfe, Gedächtnisstörungen und Angstanfälle. Auch bei Überreiztheit und nervös bedingten Beschwerden wie Herzklopfen bewährt sich Kalium arsenicosum, ebenso wie bei wässrigem Durchfall.

Nr. 14 Kalium bromatum: Kaliumbromid

Auch Kaliumbromid wird vorrangig bei Hautleiden und Beschwerden im Bereich der Nerven eingesetzt. So gibt man es als Beruhigungsmittel bei Erregungszuständen und Schlafstörungen. Weiterhin hilft es bei depressiven Verstimmungen und nervös bedingten Sehstörungen, Schleimhautreizungen und Funktionsstörungen der Schilddrüse.

Nr. 15 Kalium jodatum: Kaliumjodid

Kalium jodatum regt Appetit und Verdauung an und fördert die Leistungsfähigkeit von Gehirn und Herz. Das enthaltene Jodid macht dieses Salz zu einem guten Mittel bei Funktionsstörungen der Schilddrüse. Darüber hinaus wird Kaliumjodid bei rheumatischen Gelenkschwellungen und Entzündungen der Schleimhäute, besonders der oberen Luftwege – etwa bei Bronchitis und Asthma – angewendet. Weitere Heilanzeigen sind nervöse Unruhe und Haarausfall sowie erhöhter Blutdruck (unterstützend zur schulmedizinischen Behandlung).

Nr. 16 Lithium chloratum: Lithiumchlorid

Dieses Salz fördert die Ausscheidung von Harnsäure. Entsprechend bewährt es sich bei Gicht sowie bei rheumatischen Beschwerden. Weitere Anwendungsgebiete sind Entzündungen der ableitenden Harnwege.

Nr. 17 Manganum sulfuricum: Mangansulfat

Im Wechsel mit Ferrum phosphoricum bewährt sich dieses Salz zur Förderung der Blutbildung und demgemäß bei Blutarmut und Blässe. Auch bei Durchblutungsstörungen, Schwächezuständen, Zahnschmerzen und rheumatischen Beschwerden macht sich das Duett nützlich.

Nr. 18 Calcium sulfidum: Kalziumsulfid

Dieses Salz hilft bei Erschöpfungszuständen, besonders bei solchen, die mit Auszehrung verbunden sind.

Nr. 19 Cuprum arsenicosum: Kupferarsenit

Kupferarsenit wird besonders Menschen empfohlen, die nervös und reizbar sind. Dieses Salz stärkt die Nerven und bewährt sich bei Neuralgien und Ischiasschmerzen. Zudem hat Kupferarsenit einen positiven Einfluss auf Blutgefäße, Haut und Verdauungsorgane.

Nr. 20 Kalium aluminium sulfuricum: Kalium-Aluminium-Sulfat

Dieses Salz leistet gute Dienste bei Verdauungsstörungen, nervösen Beschwerden und Schwindelgefühlen.

Nr. 21 Zincum chloratum: Zinkchlorid

Zinkchlorid ist ein Baustein vieler Enzyme und findet sich auch in der Gewebeflüssigkeit. Es ist an zahlreichen Stoffwechselvorgängen beteiligt. Da es vor allem auf das Nervensystem wirkt, wendet man es überwiegend bei nervös bedingten Beschwerden wie Schlafstörungen an. Auch bei Krämpfen vor und während der Menstruation hat es sich als wirksam erwiesen.

Nr. 22 Calcium carbonicum: Kalziumcarbonat

Die Heilanzeigen dieses Salzes sind Erschöpfung, chronische Schleimhautentzündungen der Augen, Ohren und oberen Luftwege sowie geschwollene Lymphdrüsen. Kalziumcarbonat hilft ferner bei all jenen Beschwerden, bei denen auch Calcium phosphoricum und Calcium sulfuricum angezeigt sind.

Nr. 23 Natrium bicarbonicum: Natriumbikarbonat (Natron)

Natron kurbelt den Stoffwechsel an und hilft so bei der Ausscheidung von Schlacken- und Giftstoffen, auch von überschüssiger Harnäure, weshalb es vorbeugend wie auch bei bereits bestehender Gicht angezeigt ist.

Nr. 24 Arsenum jodatum: Arsentrijodid

Arsen kommt auch in der Homöopathie zum Einsatz. Als Schüßler-Salz hilft Arsenum jodatum bei Lungenbeschwerden, besonders solchen, die mit Abmagerung und Mattigkeit einhergehen. Weitere Heilanzeigen von Salz Nr. 24 sind Asthma, Heuschnupfen und nässende Ekzeme.

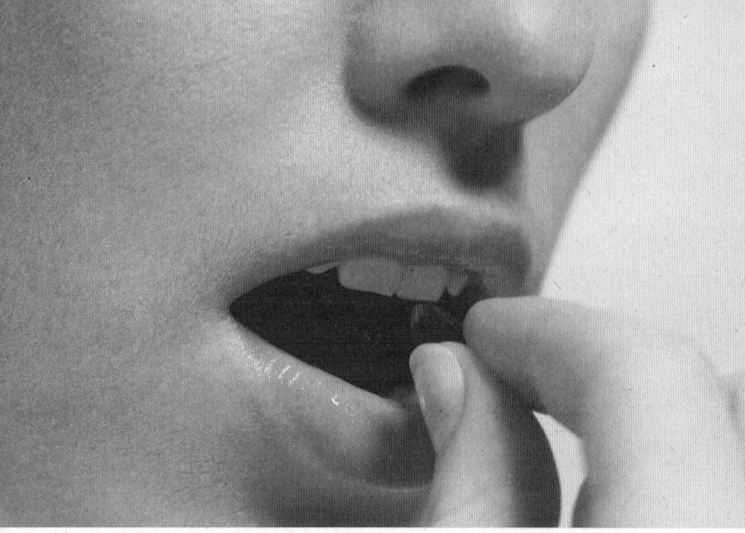

Viele Beschwerden beim hormonellen Wechsel sprechen gut auf Schüßler-Salze an.

Mit Schüßler-Salzen gut durch die Wechseljahre

Wie eingangs erwähnt, eignen sich die Salze des Lebens ganz hervorragend zur Behandlung von Wechseljahresbeschwerden. Ihr enormer Vorteil besteht darin, dass sie den gesamten weiblichen Organismus in dieser Lebensphase stärken und sehr wirksam sind, dabei jedoch frei von unerwünschten Nebeneffekten sowie Wechselwirkungen mit anderen Arzneimitteln[1].

Nachfolgend lesen Sie, welche Schüßler-Salze Sie generell zur Behandlung von Beschwerden im Rahmen des Klimakteriums an-

Dosierung bei den Einzelbeschwerden

Bei den nachfolgend in alphabetischer Reihenfolge genannten Beschwerden nehmen Sie drei- bis sechsmal täglich von einem der genannten Schüßler-Salze eine Tablette ein. Wenn Sie zwei, maximal drei verschiedene Schüßler-Salze nehmen möchten, dann achten Sie bitte darauf, dass zwischen den Einnahmen jeweils mindestens eine Stunde Zeitabstand liegt.

1) Wertvolles Wissen rund um Schüßler-Salze sowie ein umfassendes Symptomregister enthält das Buch »Die 12 Salze des Lebens« von Angelika Gräfin Wolffskeel (Mankau Verlag, ISBN 978-3-938396-65-0).

wenden sollten. Darüber hinaus bekommen Sie Salze empfohlen, die Ihnen bei ganz bestimmten Beschwerden helfen, die Ihnen möglicherweise zu schaffen machen.

Die Salze für Ihr Wohlbefinden

Um die hormonelle Umstellung zu unterstützen und den körperlichen, geistigen und seelischen Beschwerden, die dabei auftreten können, zu begegnen, sind grundsätzlich folgende drei Schüßler-Salze angezeigt:

Nr. 1 Calcium fluoratum
Nr. 7 Magnesium phosphoricum
Nr. 24 Arsenum jodatum

Nehmen Sie von den genannten Salzen drei- bis sechsmal am Tag zwei Tabletten ein. Sie können auch zwei Salze zugleich anwenden.

Depressive Verstimmungen

Um den »Blues« zu vertreiben, nehmen Sie:
• Nr. 5 Kalium phosphoricum
• Nr. 6 Kalium sulfuricum
• Nr. 7 Magnesium phosphoricum
• Nr. 11 Silicea
• Nr. 15 Kalium jodatum

Gelenkbeschwerden

Schmerzen an den Gelenken behandeln Sie mit:
• Nr. 1 Calcium fluoratum
• Nr. 3 Ferrum phosphoricum
• Nr. 11 Silicea
• Nr. 17 Manganum sulfuricum

Gereiztheit

Bei erhöhter Reizbarkeit helfen Ihnen:
- Nr. 1 Calcium fluoratum
- Nr. 8 Natrium chloratum
- Nr. 15 Kalium jodatum
- Nr. 19 Cuprum arsenicosum
- Nr. 22 Calcium carbonicum

Haarausfall

Wenn die Wechseljahre an den Haaren zehren und zerren, greifen Sie zu:
- Nr. 5 Kalium phosphoricum
- Nr. 11 Silicea
- Nr. 15 Kalium jodatum
- Nr. 21 Zincum chloratum

Hitzewallungen

Hier empfehlen sich die Schüßler-Salze:
- Nr. 1 Calcium fluoratum
- Nr. 3 Ferrum phosphoricum
- Nr. 5 Kalium phosphoricum
- Nr. 24 Arsenum jodatum

Kopfschmerzen

Wenn es im Kopf dröhnt, sticht und hämmert, helfen Ihnen:
- Nr. 2 Calcium phosphoricum
- Nr. 7 Magnesium phosphoricum
- Nr. 8 Natrium chloratum
- Nr. 21 Zincum chloratum

Krampfadern

Hier empfehlen sich:
- Nr. 1 Calcium fluoratum
- Nr. 3 Ferrum phosphoricum
- Nr. 17 Manganum sulfuricum
- Nr. 18 Calcium sulfuratum

Menstruationsbeschwerden

Sie können trotz nachlassender Hormonproduktion zu schaffen machen – dagegen helfen Ihnen:
- Nr. 1 Calcium fluoratum
- Nr. 2 Calcium phosphoricum
- Nr. 7 Magnesium phosphoricum
- Nr. 13 Kalium arsenicosum
- Nr. 14 Kalium bromatum
- Nr. 21 Zincum chloratum

Migräne

Gegen die schmerzhaften Attacken nehmen Sie:
- Nr. 7 Magnesium phosphoricum (im akuten Anfall)
- Nr. 3 Ferrum phosphoricum
- Nr. 5 Kalium phosphoricum
- Nr. 12 Calcium sulfuricum

Osteoporose

Zum Schutz vor dem »Knochenbrecher« nehmen Sie:
- Nr. 1 Calcium fluoratum
- Nr. 2 Calcium phosphoricum
- Nr. 11 Silicea
- Nr. 22 Calcium carbonicum

Schlafstörungen

Wenn das Sandmännchen einen Bogen um Sie macht, nehmen Sie:
• Nr. 5 Kalium phosphoricum
• Nr. 7 Magnesium phosphoricum
• Nr. 12 Calcium sulfuricum
• Nr. 13 Kalium arsenicosum
• Nr. 22 Calcium carbonicum

Schweißausbrüche

Unliebsame Begleiter der Hitzewallungen, auch nachts, sind mit folgenden Salzen zu lindern:
• Nr. 2 Calcium phosphoricum
• Nr. 5 Kalium phosphoricum
• Nr. 11 Silicea
• Nr. 22 Calcium carbonicum

Schwindelanfälle

Wenn sich immer mal wieder alles um Sie herum dreht, helfen Ihnen:
• Nr. 5 Kalium phosphoricum
• Nr. 7 Magnesium phosphoricum
• Nr. 15 Kalium jodatum

Stimmungsschwankungen

Ab und an sind die Emotionen auf Berg- und Talfahrt. Dann nehmen Sie:
• Nr. 2 Calcium phosphoricum
• Nr. 5 Kalium phosphoricum
• Nr. 7 Magnesium phosphoricum

Trockene Schleimhäute

Sie stören mitunter auch empfindlich bei der Erotik, dagegen helfen Ihnen:

- Nr. 8 Natrium chloratum
- Nr. 20 Kalium aluminium sulfuricum

Wasseransammlungen (Ödeme)

Diese stellen sich bevorzugt an Beinen und Füßen ein und sind mit folgenden Schüßler-Salzen effektiv zu behandeln:

- Nr. 8 Natrium chloratum
- Nr. 10 Natrium sulfuricum
- Nr. 15 Kalium jodatum

Kuren mit Schüßler-Salzen

Alternativ oder zum Einstieg in die Anwendung von Mineralsalzen bei Wechseljahresbeschwerden empfiehlt sich auch eine Kur. Dabei nehmen Sie über drei bis maximal sechs Wochen drei Schüßler-Salze ein: Nr. 1 Calcium fluoratum, Nr. 3 Ferrum phosporicum und Nr. 7 Magnesium phosphoricum. Zwischen der Einnahme von Calcium fluoratum und Ferrum phosphoricum sollte ein Abstand von mindestens einer Stunde liegen, da die beiden Gegenspieler im Körper sind – sich also gegenseitig in ihrer Wirkung beeinträchtigen können. Mit der Kombination dieser drei Salze können potenzielle Beschwerden im Zuge der hormonellen Umstellung wirkungsvoll behandelt werden, da sie sich in ihren Effekten ergänzen und sogar oft noch verstärken.

In den ersten drei Tagen der Kur nehmen Sie sechsmal täglich von jedem der drei Schüßler-Salze eine Tablette. Danach vermindern Sie die Dosis auf dreimal täglich je eine Tablette. Dieses Schema führen Sie bis zum Ende der Kur, maximal sechs Wochen, fort.

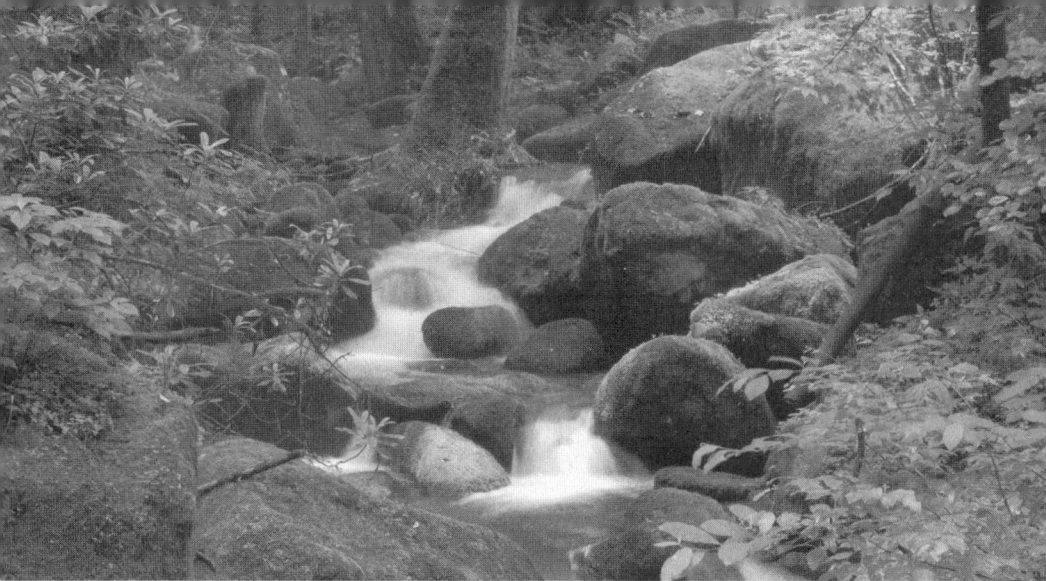

Wie in der Natur geht es auch in den Wechseljahren um den ungestörten Fluss der Lebensenergien.

Rundum im Gleichgewicht

»Medicus curat, natura sanat.« Dass der Arzt behandelt, die Natur es jedoch letztlich ist, die heilt, haben bereits die Mediziner der Antike gewusst. Diese alte Erkenntnis – für eine Weile in den Hintergrund geraten – erlebt seit geraumer Zeit eine Renaissance: Naturheilkundliche Therapien haben Hochkonjunktur.

Auch in den Wechseljahren greifen immer mehr Frauen auf Naturheilverfahren und alternative Therapien zurück – aus guten Gründen. Gerade bei hormonellen Veränderungen und hormonell bedingten Beschwerden genügt es nicht, nur die direkt betroffenen Organe und Systeme zu behandeln. Vielmehr muss die Gesamtheit des Organismus erfasst werden. Genau dieser ganzheitliche Ansatz ist das Prinzip natur- und alternativmedizinischer Therapien und der Grund, weshalb sie so erfolgreich in der Behandlung all dessen sind, was Frauen in den Wechseljahren mitunter zu schaffen macht.

Auf den folgenden Seiten finden Sie das große Repertoire an Möglichkeiten, das Ihnen zur Verfügung steht, um in den hormonellen Strudeln der Wechseljahre ins Gleichgewicht zu kommen und in Folge auch zu bleiben.

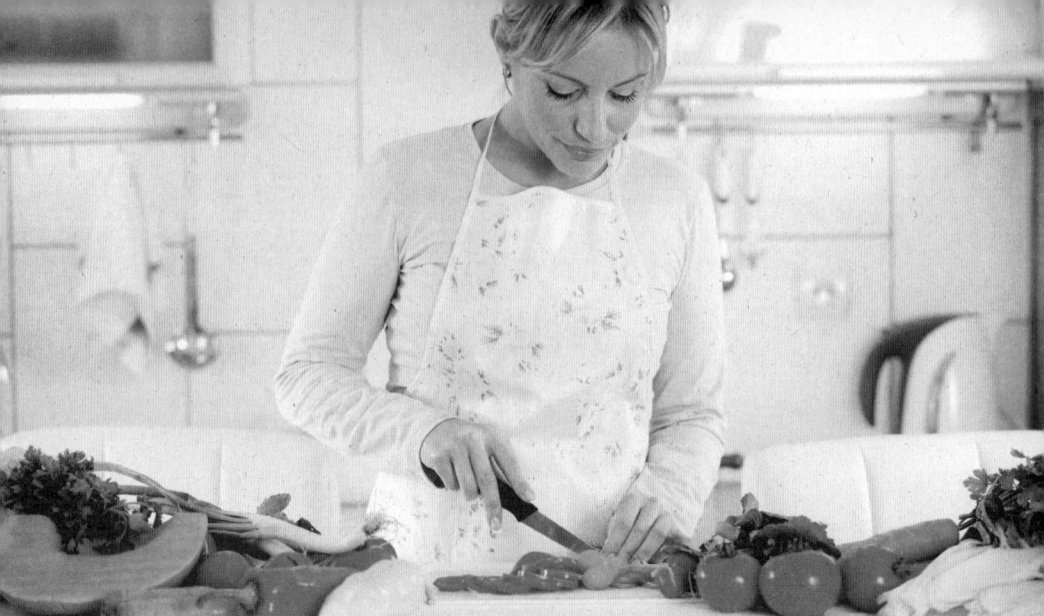

Gesundes Essen ist im Grunde genommen sehr einfach. Man muss sich nur damit beschäftigen.

Richtig essen für die Balance

Die Ernährung spielt eine herausragende Rolle für die Erhaltung unserer Gesundheit. Nicht umsonst sagt die Traditionelle Chinesische Medizin: »Wer auch immer der Vater einer Krankheit ist, die Mutter ist eine schlechte Ernährung.«

Dass Ernährung das Zünglein an der Waage unserer Gesundheit und Vitalität ist, geht auch aus vielen Studien hervor, die zum Zusammenhang von Lebenswandel, Ernährung und Krankheiten durchgeführt wurden. Und es offenbart der Blick auf die Mittelmeerländer: Deren Bewohner erfreuen sich einer auffällig besseren Gesundheit als die Nordeuropäer. Weitere Beispiele gibt es viele, auch dafür, wie einfach gesundes Essen genau genommen ist. Bereits kleine Änderungen im täglichen Speiseplan bewirken wahre Wunder: So vermögen nur 100 Gramm Obst und Gemüse mehr am Tag Ihr Risiko für Bluthochdruck, Schlaganfälle und Herzkrankheiten deutlich zu verringern.

Auch in den Wechseljahren entscheidet über Ihr Befinden, was Sie sich servieren. Wie Sie Ihren Speiseplan in dieser Zeit am besten zusammenstellen sollten, lesen Sie nun.

Gehen Sie mit der Zeit

Das gilt auch bei der Zusammenstellung Ihres Speiseplans, schließlich verändert sich mit den Jahren Ihr Kalorienverbrauch: Er geht zurück, da sich die Muskelmasse reduziert. Damit sinkt auch der Grundumsatz. Dem sollten Sie Rechnung tragen und Ihre gewohnten Portionen kleiner ausfallen lassen. Im Verbund mit regelmäßiger Bewegung sind Sie auf diese Weise vor unerwünschter Gewichtszunahme gefeit.

Bedenken Sie bitte auch, dass ein Weniger an Quantität kein Weniger an Qualität bedeuten sollte. Gerade jetzt im Zuge der hormonellen Umstellung benötigt Ihr Körper ausreichend Vitamine, Mineralien und andere Vitalstoffe.

Reichlich Kalzium und Vitamin D

Osteoporose gehört sicherlich mit zu den Dingen, die Frauen in den Wechseljahren am meisten fürchten – nicht zu Unrecht. Doch der Abbau an Knochensubstanz ist kein unabwendbares Schicksal – im Gegenteil. Wenn Sie ausreichend körperlich aktiv sind und sich richtig ernähren, können Sie der Osteoporose wirksam Paroli bieten.

Dazu servieren Sie sich täglich genügend Kalzium und Vitamin D: Kalzium stärkt Ihre Knochen und Vitamin D sorgt dafür, dass dieses auch in den Knochen eingelagert wird. Daher ist die Dreier-Kombination Kalzium plus Vitamin D plus Sport auch so ideal. Damit Kalzium in den Knochen dringt, bedarf es eines physiologischen Reizes: Die Belastung der Spongiosa, des bindegewebigen Grundgerüstes der Knochen. Das bringt der Sport. Und das Vitamin D hilft beim Einbau von Kalzium in die Knochen ebenfalls fleißig mit.

Um ausreichend von den Knochenschützern zu bekommen, bringen Sie regelmäßig jene Nahrungsmittel auf den Tisch, die besonders reich daran sind. Viel Kalzium steckt in Milch und Milchprodukten wie Joghurt, Quark, Käse & Co. Diese sollten nun oft auf dem Speiseplan stehen. Achten Sie allerdings darauf, dass Sie Produkte wählen, die keinen hohen Fettgehalt haben. Zum einen schlagen diese mit unnötig vielen Kalorien zu Buche, zum anderen enthalten fettarme Milch und Milchprodukte mehr Kalzium.

Womit Sie Ihren Bestand an Kalzium weiterhin gut aufstocken können, sind Gemüse wie Brokkoli, Fenchel, Zuckererbsen und fast alle Kohlsorten sowie auch Sauerkraut. Dazu füllen Sie sich täglich Kalzium ins Glas. Viele Mineralwässer enthalten einen hohen Anteil an Kalzium und sind deshalb ideale Kandidaten zum Durstlöschen. Vitamin D bekommen Sie vor allem mit Eiern, Pilzen, Leber, Käse und Fisch mit hohem Fettanteil wie Aal, Lachs, Heilbutt, Makrele und Sardinen.

Das Schwergewicht Kalzium

Ein ganzes Kilogramm Kalzium steckt in unserem Organismus – so präsent ist kein anderer Mineralstoff. 99 Prozent dieser beachtlichen Menge sind in dem durchschnittlich sieben Kilogramm schweren Skelett gespeichert. Dies wird benötigt, um dem Knochengerüst Festigkeit zu verleihen: Erst durch Kalziumeinlagerungen bekommt es die Stabilität, die uns aufrecht durchs Leben gehen lässt.

Dieses Wissen nützen Maurer seit Jahrhunderten, um Mörtel für Wände zu erhalten, die Jahrhunderte überdauern. Im Gegensatz zur Mauer ist der Knochen allerdings kein statisches, sondern ein äußerst lebendiges Gebilde: Ständig wird Kalzium im Knochengewebe ein- und wieder abgebaut, und das auf einem riesigen Terrain – 100 Gramm Knochenmasse haben die Oberfläche eines ganzen Fußballfeldes.

Hormone auf dem Teller

Darüber, dass in so manchen Pflanzen hormonähnliche Stoffe enthalten sind und was es mit ihnen auf sich hat, werden Sie später noch genauer lesen (S. 143 ff.). Viele von diesen Pflanzen gehören zu jenen, die unseren Speiseplan bereichern. Und genau die servieren Sie sich nun besonders häufig. Jüngste wissenschaftliche Untersuchungen haben gezeigt, dass pflanzliche Hormone wirksam vor Beschwerden in den Wechseljahren schützen können: Frauen, die viel von diesen Phytohormonen (pflanzliche Hormone) zu sich nehmen, haben weniger Probleme mit der hormonellen Umstellung. Das bestätigt sich auch beim Blick auf Japan und andere fernöstliche Länder. Hier wird traditionell viel Soja gegessen. Darin sind pflanzliche Hormone namens Soja-Isoflavone enthalten, die den typischen Problemen in den Wechseljahren gut vorbeugen.

Außer in Sojabohnen stecken auch in einigen anderen Pflanzenarten die nützlichen Phytohormone. Dazu gehören Leinsamen und daraus abgeleitete Produkte wie Leinöl und Leinmehl sowie Weizen und Hopfen. Auch in Kirschen, Pflaumen, Weintrauben, Bananen, Wassermelonen, Rhabarber, Granatapfel und Weißkohl sowie in Hülsenfrüchten sind ordentlich pflanzliche Hormone enthalten.

Gegen Hitzewallungen öfter kleine Portionen

Mittlerweile ist erwiesen, dass sich die unangenehmen Schwitzattacken bevorzugt dann einstellen, wenn der Gehalt an Zucker im Blut abfällt. Aus diesem Grund empfiehlt es sich, statt zwei oder drei großen Mahlzeiten lieber mehrere kleine zu sich zu nehmen. Damit gelingt es Ihnen nämlich, Ihren Blutzuckerspiegel auf einem gleichbleibenden Level zu halten und dessen Abstürze zu vermeiden. Auf diese Weise fallen auch die Hitzewallungen schwächer aus und werden seltener.

Treten Sie ins richtige Fettnäpfchen

Fett ist nicht gleich Fett und auch nicht per se schädlich – im Gegenteil: Wenn Sie in das richtige Fettnäpfchen treten, können Sie sich gezielt gegen Gesundheitsrisiken wappnen. Die Fettmenge ist weniger entscheidend für die Gesundheit als bislang vermutet. Worauf es vielmehr ankommt, ist die Fettart. Dafür spricht – nur eines von vielen Beispielen –, dass gerade in den mediterranen Ländern, in denen traditionell fettreich gegessen wird, die Zahl der Herz-Kreislauf-Kranken auffallend gering ist. So erfreuen sich beispielsweise die Bewohner der griechischen Insel Kreta, die immerhin fast die Hälfte ihrer Kalorienzufuhr durch Fett – nämlich Olivenöl – decken, der besten Gesundheit in der gesamten Europäischen Union.

Gute und schlechte Fette

Fett hat unterschiedliche Wirkungen im Körper. Welche, darüber bestimmen lange Ketten von Kohlenstoff- und Wasserstoffatomen: die Fettsäuren. Von ihnen gibt es drei Versionen: gesättigte, einfach und mehrfach ungesättigte.

Gesättigte Fettsäuren sparen Sie sich künftig besser. Diese stecken vor allem in tierischen Fetten und bergen einige Risiken: Sie erhöhen das schädliche LDL-Cholesterin im Blut und damit die Gefahr für Herz-Kreislauf-Krankheiten. Auch der Fettstoffwechsel gerät aus den Fugen. Die Folge sind Übergewicht und Stoffwechselerkrankungen wie Diabetes mellitus.

Was Sie brauchen, sind die guten Fette – die mit den ungesättigten Fettsäuren. **Einfach ungesättigte Fettsäuren** wie die Ölsäure in Oliven- und Rapsöl verringern das »schlechte« LDL-Cholesterin. Sie schützen Herz und Blutgefäße, beugen Arteriosklerose vor und halten das komplexe Stoffwechselgeschehen im gesunden Gleichgewicht.

Die zwei Seiten des Cholesterins

Das Problem am Cholesterin ist, dass es zwei Gesichter hat: Was uns gesund erhält, gefährdet uns auch. Dieser Widerspruch erklärt sich damit, dass es Cholesterin in unterschiedlicher Verpackung gibt. Da Cholesterinmoleküle schlecht wasserlöslich sind, sorgen Verpackungen aus Eiweiß – die Lipoproteine – dafür, dass sie einfacher im Blut transportiert werden können. Diese unterscheiden sich bezüglich ihrer Dichte. Von besonderer Bedeutung für uns sind die Eiweißhüllen niedriger Dichte (low density lipoproteins), kurz LDL, und jene mit hoher Dichte (high density lipoproteins): HDL – zwei Kürzel, die Sie sich gut merken sollten, denn sie bestimmen über die Gesundheit Ihrer Blutgefäße. HDL fördert sie, während LDL ihr schadet.

LDL trägt auf direktem Weg zur Entstehung von Arteriosklerose bei – schwimmt zu viel davon im Blut, können sich an den Wänden der Blutgefäße gefährliche Ablagerungen bilden. Diese entstehen, wenn Fresszellen – Makrophagen – die überschüssigen LDL aus dem Blut aufnehmen. Sind diese Aufräumtrupps irgendwann mit Cholesterin überladen, bleiben sie an den Gefäßwänden hängen. Dann wird es gefährlich – nicht selten tödlich gefährlich. Mit der Zeit sammeln sich immer mehr übersättigte Fresszellen an und engen das Gefäß nach und nach ein. Das gefährdet die Blutversorgung und kann, sobald ein Blutgerinnsel die Arterie vollständig verschließt, zum gefürchteten Infarkt führen.

HDL dagegen ist Cholesterin in seiner nützlichen Verpackung. Es schützt die Blutgefäße, indem es seine abgelagerten schädlichen Geschwister an sich bindet und zur Leber transportiert. Dort angekommen, wird LDL in Gallensäuren umgewandelt und schließlich via Darm ausgeschieden. Von den HDL-Gefäßstaubsaugern sollten möglichst viele im Blut zur Verfügung stehen.

Mehrfach ungesättigte Fettsäuren haben im Vergleich zu den einfachen mehrere Bruchstellen in ihren Kohlenstoffketten. Deshalb kann sie unser Körper am einfachsten verarbeiten und sofort nutzen, ohne sie in den Fettzellen zu lagern, was für mehr Pölsterchen sorgen würde. Nicht nur deshalb gelten die mehrfach ungesättigten Fettsäuren heute als die besten aller Fette: Omega-3-Fettsäuren, Alpha-Linolensäure & Co. sind wie Medizin für den Körper. Reichlich in Fischfett, Lein- und Perillaöl (rein pflanzliches Öl, das sich durch seinen hohen Gehalt an Alpha-Linolensäure auszeichnet) enthalten, beugen sie zahlreichen Erkrankungen vor. Sie korrigieren schlechte Blutfettwerte, senken das schädliche LDL- und erhöhen das wertvolle HDL-Cholesterin. Doch das ist längst nicht alles: Die potenten Fettsäuren senken erhöhten Blutdruck, verbessern den Blutfluss, schützen vor freien Radikalen, wirken entzündungshemmend und steigern die Leistungsfähigkeit der Hirnzellen.

So bekommen Sie Ihr gutes Fett ab

Gut versteckt lauern die Fettfallen oft genau dort, wo man sie nie vermutet hätte. Damit Sie nicht so leicht hineintappen, sollten Sie wissen, wo Sie schlechte Fette vermeiden und durch gute ersetzen können und wie Sie überflüssige Fette aus Ihrer Kalorienbilanz streichen können.

• Bei Fleisch, Geflügel und Wurstwaren immer alles sichtbare Fett entfernen.
• Auf Zubereitungsmethoden umsteigen, bei denen Sie auf viel Fett verzichten können: Garen in Alu- oder Bratfolie und Braten in mit Bratpapier ausgelegten Pfannen.
• Der Belag macht die Stulle fett. Die Scheibe also lieber dicker schneiden und was oben draufkommt reduzieren. Gute Alternativen zu Fettbomben wie Salami und Leberwurst sind Tomaten-, Gurken- oder Rettichscheiben sowie fertige pflanzliche Aufstriche.
• Bei Salatdressings statt Mayonnaise oder Crème fraîche saure Sahne, fettarmen Joghurt oder Magerquark verwenden.

- Für Bratensoßen Gemüse wie Lauch, Möhren oder Tomaten mit andünsten und püriert dazu geben. So können Sie fettfrei Soße binden.
- Zum Überbacken nehmen Sie statt Sahne oder Crème fraîche fettarme Milch, Gemüsebrühe oder fettarmen Käse.
- Gemüse in Oliven- oder Sonnenblumenöl kurz anbraten und bei geringer Hitze im eigenen Saft dünsten.
- Kuchen und Gebäck aus Quark-Ölteig oder Hefeteig backen, Butter oder Margarine durch Pflanzenöle wie Rapsöl ersetzen.
- Fertiggerichte, Fertigsuppen und -soßen meiden: Sie bieten wenig Gesundes, dafür viel Fett.
- Wenn Schokolade, dann mit einem Kakaogehalt von mindestens 60 Prozent: je dunkler, desto mehr Kakao und desto weniger Fett.

Finger weg von Transfetten und gesättigten Fettsäuren

Sie sind die Hauptgefahr für die Gesundheit und sollten deshalb so weit als möglich vom Speiseplan gestrichen werden. Nun sind gesättigte Fettsäuren hauptsächlich in tierischen Fetten enthalten. Entsprechende Zurückhaltung ist daher beim Genuss fetter Fleisch- und Wurstwaren, fetter Käsesorten sowie von Schweineschmalz, Butter und Sahne angesagt. Auch um Cremetorten und Pralinen, fettes Gebäck und Fertigprodukte machen Sie besser einen Bogen. Die einzigen Pflanzenfette, in denen reichlich gesättigte Fettsäuren stecken, sind Palm- und Kokosfett. Deshalb auch diese möglichst selten oder lieber gar nicht verwenden.

Transfette entstehen im Stoffwechsel aus teilgehärteten Fetten. Was unser Körper aus ihnen produziert, ist gesundheitlich höchst bedenklich. Deshalb sollten Sie meiden, was viel Transfette enthält: allen voran Margarine, Knabbergebäck wie Chips sowie Süßwaren wie Kekse, Kuchen und Schokolade. Spitzenreiter sind frittierte Speisen, besonders Pommes frites. Auch Milch und Milchprodukte enthalten einen nicht geringen Prozentsatz gefährlicher Fettsäuren.

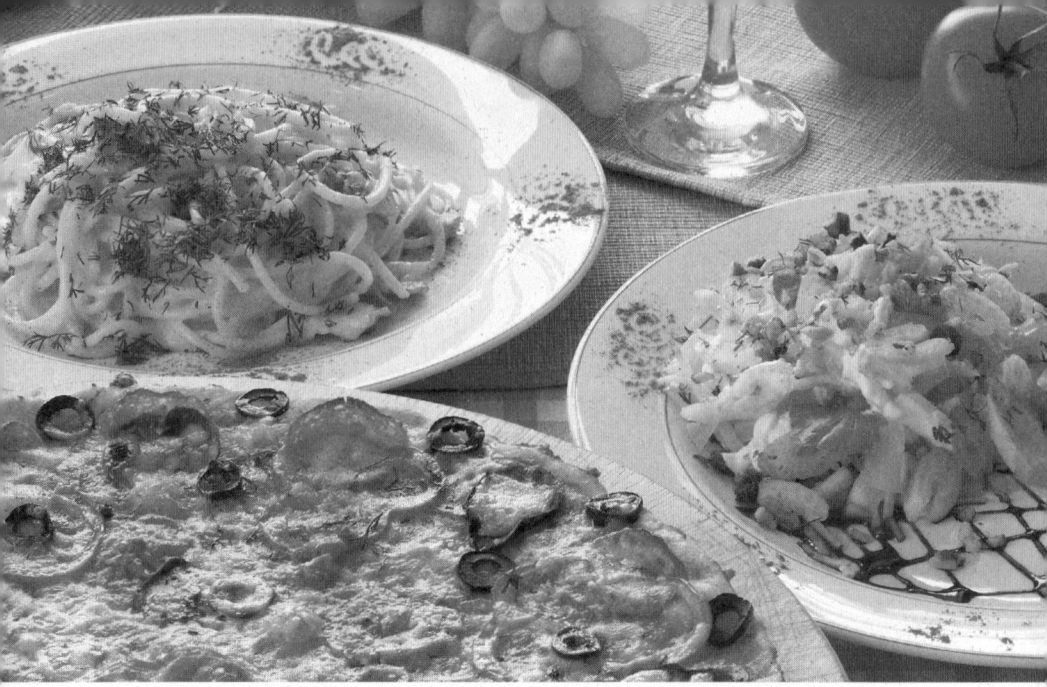

Sieht nicht wie Diät aus, schmeckt auch nicht so und ist dennoch hochgesund.

Die Mittelmeer-Diät: gesund schlemmen

An einigen Stellen ist es bereits angeklungen: Was rund ums Mittelmeer auf den Tisch kommt, ist mit das Beste, was Sie Ihrem Körper servieren können. Mediterrane Küche ist Medizin und Genuss in einem. Dass man am Mittelmeer so gesund is(s)t, liegt an der Zusammenstellung des Speiseplans. Täglich Gemüse, Salat und Obst satt, dazu Pasta, Brot und andere Teigwaren sowie etwas Käse. Fisch und Geflügel gibt es mehrmals pro Woche, anderes Fleisch dagegen nur ab und an. An Fett kommt vor allem Olivenöl in die Töpfe und auf die Teller. Dies alles sorgt für eine optimale Nährstoffbilanz: viele

Five a day

Essen Sie täglich frisches Obst, Salat und Gemüse. Ernährungswissenschaftler empfehlen »five a day«, also fünf Portionen Obst und Gemüse pro Tag. Dazu müssen Sie nicht jedes Mal in die Küche und schnippeln gehen. Eine solche »Portion« kann ebenso ein Glas Orangen- oder Tomatensaft wie eine Banane sein – ganz simpel.

einfach und mehrfach ungesättigte Fettsäuren, wenig gesättigte Fettsäuren und Transfette, dazu reichlich Kohlenhydrate, Ballaststoffe, Vitamine, Mineralstoffe und Antioxidantien[2].

Wie die Mittelmeerküche die Gesundheit schützt:
- Reich an ungesättigten und Omega-3-Fettsäuren, wenig tierische Fette
- Viel Obst und Gemüse und damit komplexe Kohlenhydrate und Ballaststoffe
- Liefert viele wichtige Nährstoffe, Vitamine und Mineralien
- Schützt wirksam Herz und Blutgefäße, senkt hohen Blutdruck und vermindert das Risiko für Thrombosen
- Aktiviert den Stoffwechsel und fördert die Verdauung; hilft, Übergewicht zu vermeiden

Trinken Sie ausreichend

Wasser ist nicht nur unerlässlich für die Erhaltung sämtlicher Körperfunktionen, sondern auch eines der besten und zugleich einfachsten Mittel, um die Haut vital zu halten und ihrer vorzeitigen Alterung vorzubeugen. Unser Organismus besteht zu über 60 Prozent aus Wasser; einen nicht geringen Teil davon speichert das Bindegewebe unter der Haut. Wird nicht täglich genügend Flüssigkeit zugeführt, wandert das im Hautgewebe gespeicherte Wasser ab ins Körperinnere. Erschwerend kommt hinzu, dass die Kollagenfasern im Laufe des Lebens immer weniger Wasser speichern. Das fortwährende Austrocknen der Haut macht sich schließlich beim Blick in den Spiegel anhand zunehmender Falten bemerkbar – schließlich können nur prall gefüllte Hautzellen glatt aussehen. Deshalb lautet auch und vor allem in den Wechseljahren die Devise: Trinken Sie ausreichend, und zwar zwei bis drei Liter Flüssigkeit über den Tag verteilt. Warten Sie dabei nicht erst auf ein Durstgefühl, denn bis sich dieses einstellt, leiden die Hautzellen bereits unter Flüssigkeitsentzug. Trin-

---

2) Mehr dazu lesen Sie in dem Buch »Die Heilkraft der Olive«, das im Juli 2012 erscheint (Mankau Verlag, ISBN 978-3-86374-046-7).

ken Sie deshalb regelmäßig. Statt Wasser eignet sich natürlich auch Kräuter- und Früchtetee sowie Saftschorle. Gut sind übrigens auch wasserreiche Früchte wie Äpfel oder Melonen.

Genussgifte einschränken

Last but not least: Seien Sie gerade in den Wechseljahren zu-rückhaltend mit Alkohol und Kaffee. Dass Sie auch Nikotin meiden sollten, haben Sie bestimmt bereits oft genug gelesen. Es ist – egal in welcher Lebensphase – in jeder Hinsicht schädlich für den gesamten Organismus. Das gilt auch für zu viel Alkohol. Er leistet vor allem jenen Dingen Vorschub, die mit den hormonellen Umstellungen einhergehen können, allen voran vegetativen Beschwerden wie Hitzewallungen und Herzrasen. Koffein hat ähnlich nachteilige Wirkungen, wenn auch nicht ganz so ausgeprägt.

Wider die Zeichen der Zeit

Die Veränderungen von Haut und Haaren während der Wechseljahre können Sie durch sorgfältige Pflege verlangsamen und zum Teil sogar vermeiden.

- Benutzen Sie milde rückfettende Waschlotionen sowie feuchtigkeits- und fetthaltige Cremes.
- Mindestens zweimal am Tag sollten Sie die Gesichtshaut mit einer leicht fetthaltigen und feuchtigkeitsreichen Creme pflegen.
- Mit zunehmendem Alter bildet die Haut weniger Hautfarbstoff Melanin, der für die Hautbräune sorgt und vor Sonnenbrand schützt. Außerdem begünstigt Sonneneinstrahlung die Bildung von Altersflecken. Frauen in und nach den Wechseljahren sollten deshalb ihre Haut vor einem Zuviel an Sonne schützen. Dazu empfehlen sich sonnendichte Kleidung, die Verwendung von Sonnencremes mit hohem Lichtschutzfaktor, Kopfbedeckung und eine Sonnenbrille.

Aktiv bleiben

Ein weiterer Trumpf, den Sie in den Wechseljahren ausspielen können und sollten, ist regelmäßige Bewegung. Im Verbund mit der richtigen Ernährung haben Sie damit die besten Karten zum Ausgleich der hormonellen Veränderungen in der Hand. Um gut durch die Wechseljahre zu kommen, benötigen Sie also zum einen Messer und Gabel, zum anderen Körpereinsatz: Diese Kombination hält Sie und Ihren Hormonhaushalt in Schwung. Durch regelmäßige Bewegung geht die Hormonproduktion langsamer und sanfter zurück. Außerdem werden die Eierstöcke aktiviert, sodass die Hormonspiegel sogar oft wieder etwas ansteigen.

Körperliche Ertüchtigung bringt allerdings noch wesentlich mehr: Sie verbessert Ihren Schlaf, lässt überschüssige Pfunde purzeln, verringert Hitzewallungen, kräftigt Knochen, Muskeln und Gelenke, beugt Osteoporose vor und ist ein umfassender Herz- und Gefäßschutz.

Gehen Sie an den Start

Auch wenn Sie bisher nach Winston Churchills Maxime »no sports« gelebt haben und Sport wenig oder gar keinen Platz in Ihrem Alltag hatte – denken Sie um. In keiner Lebensphase ist regelmäßige Bewegung so wichtig wie in den Wechseljahren.

Für ein aktiveres Leben müssen Sie keineswegs Mitglied im Fitness-Center werden oder sich einen Hometrainer zulegen. Auch mit kleinen Bewegungseinheiten erreichen Sie schon eine Menge. Im Alltag gibt es unzählige Möglichkeiten, die müden Knochen auf Vordermann zu bringen, wie Treppe statt Aufzug, Fahrrad statt Auto und vieles andere, was mühelos in den Tagesablauf einzubauen ist.

Wie gut und wichtig Sport gerade in den Wechseljahren ist, haben verschiedene Untersuchungen gezeigt: Frauen, die regelmäßig körperlich aktiv sind, leiden seltener unter Hitzewallungen, Stimmungsschwankungen, Schlafstörungen und anderen typischen Problemen. Bevor Sie also andere Mittel ausprobieren, steigen Sie besser auf Ihr Fahrrad oder ziehen Ihre Joggingschuhe an – das hilft wesentlich mehr und hat keine schädlichen Nebenwirkungen. Nachfolgend eine Reihe bewegender Argumente, die Sie auf Trab bringen.

Bewegt gut gelaunt

Beginnen wir beim emotionalen Befinden. Was Ihre Muskeln stählt, stärkt auch Ihre Seele: Sport stimmt optimistisch, verleiht ein besseres Körperbewusstsein und steigert das Selbstwertgefühl. Das ist allerdings noch längst nicht alles. Körperliche Aktivität wird inzwischen sogar als »Medikament« gegen Stimmungsschwankungen und Depressionen empfohlen – rezeptfrei, dafür aber mit einer Menge erwünschter Nebenwirkungen.

Regelmäßiger Sport (mit Spaß) ist mit die beste »Medizin« bei Problemen in den Wechseljahren.

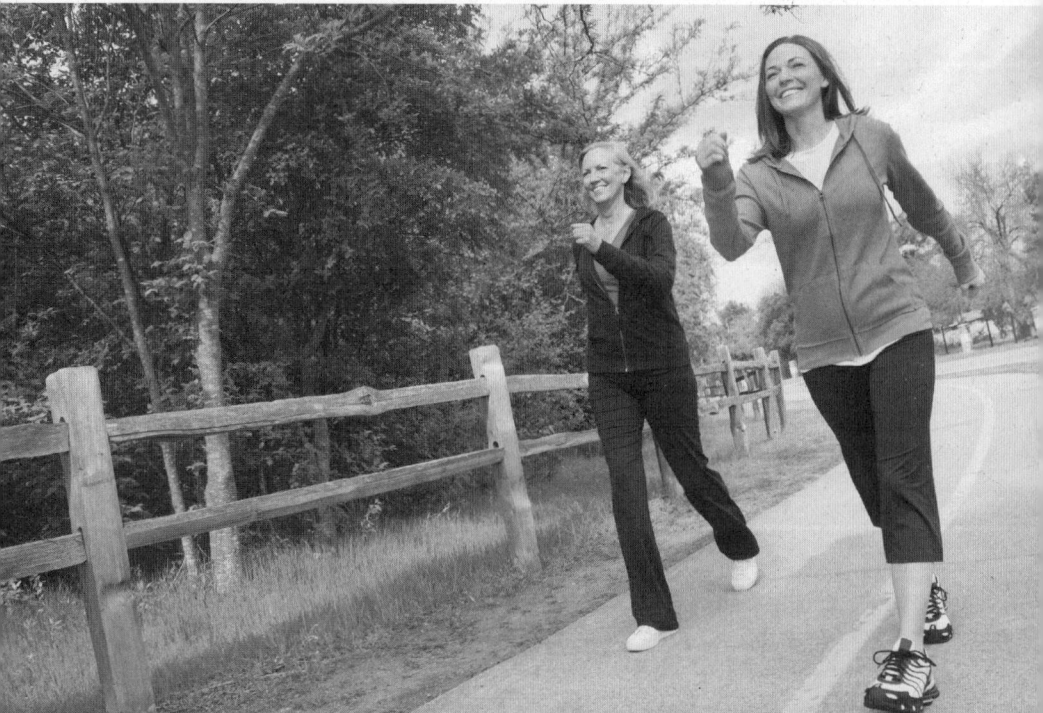

Was Sie körperlich fit macht, kurbelt die Produktion jener Stoffe im Gehirn an, die Laune machen. Während Sie also laufen, walken oder radeln, schießen Endorphine, Serotonin & Co. kaskadenartig ins Blut und lassen binnen weniger Sekunden alles, was vorher schwierig und belastend war, leichter werden – Schritt für Schritt. Dazu müssen Sie keinen Marathon hinlegen. Bereits mit einer halben Stunde Sport pro Tag können Sie eine deutliche Besserung Ihres seelischen Befindens bewirken, das haben Sportmediziner der Freien Universität Berlin herausgefunden. Den besten Effekt für die Stimmung hat regelmäßiges, leichtes Ausdauertraining: Ideal sind drei- bis fünfmal pro Woche jeweils zwischen 30 und 60 Minuten.

Stabiles vegetatives Nervensystem

Regelmäßige Trainingseinheiten beruhigen die Nerven und halten vor allem das vegetative Nervensystem im Gleichgewicht. Das führt dazu, dass vegetative Störungen wie Hitzewallungen und Schweißausbrüche zurückgehen. Auch die Neigung zu Pulsrasen und Schlafstörungen nimmt ab.

Umfassender Herzschutz

Wenn die Produktion der Östrogene langsam abnimmt, wird auch der Schutzschirm, den diese über weibliche Herzen halten, löchriger. Auch deshalb ist Bewegung, die bekanntlich sehr viele positive Wirkungen auf Herz und Kreislauf hat, in den Wechseljahren so wichtig. Das gilt vor allem für Ausdauersport, der sich ideal zur Vorbeugung und Behandlung von Herzbeschwerden eignet: Forscher haben herausgefunden, dass bereits mäßige Bewegung das Infarktrisiko beachtlich senkt – um bis zu 30 Prozent!

Das Herzschutzmittel Sport gibt der Durchblutung einen Kick. Damit bekommt jede einzelne Zelle mehr Sauerstoff – natürlich auch die im Herzmuskel, was im Ernstfall lebensrettend sein kann.

Der richtige Trainingspuls

Bei Ausdauersportarten – egal, ob Jogging, Walking, Nordic Walking oder Radfahren – sollten Sie darauf achten, im aeroben Bereich zu trainieren: So bekommen die Muskeln genügend Sauerstoff und die Energie wird aus Kohlenhydraten und Fetten gewonnen.

Es gibt zwei Richtwerte für den richtigen Trainingspuls. Wenn Sie während des Trainings noch gut sprechen können, ohne abgehetzt zu klingen, sind Sie im »grünen Bereich«. Außerdem gilt folgende Faustregel: 180 minus Lebensalter ergibt in etwa den optimalen Trainingspuls.

Das gilt umso mehr, da der Sauerstoffbedarf des Lebensmotors mit zunehmender Ausdauer sinkt. Die bessere Durchblutung der Blutgefäße gewährleistet zudem einen wirksameren Schutz vor Arteriosklerose und steigert gleichzeitig die Leistungskraft des Gehirns: Was Ihre Füße Schritt für Schritt bewirken, macht sich auch im Oberstübchen positiv bemerkbar. Weiterhin gleicht Ausdauersport den Blutdruck aus: Er senkt einen zu hohen und erhöht einen zu niedrigen. Indem Schritt für Schritt mehr Blut durch die Gefäße fließt, verbessern sich auch dessen Fließeigenschaften. Strömt der Lebenssaft schneller durch die Adern, sinkt das Risiko für die Bildung von Blutgerinnseln.

Mit Power gegen Osteoporose

Muskelarbeit kurbelt den Stoffwechsel in Knochen und Gelenken an. Das macht sie stabiler und elastischer. Zudem stimulieren Kontraktionen der Muskeln, also das Zusammenziehen, den Aufbau von Knochenmasse. Ohne regelmäßige Trainingseinheiten droht hingegen der vorzeitige Abbau von Knochensubstanz. Zu Recht gilt Bewegungsmangel als Risikofaktor für Osteoporose. Allerdings machen Traben und

Trimmen allein die Knochenmasse nicht dichter und belastbarer. Was dazu empfohlen wird, ist ein gezieltes Krafttraining zum Muskelaufbau, denn Laufen und Joggen stärken lediglich die Beinmuskulatur, nicht aber die Muskelgruppen entlang der Wirbelsäule. Und auf die kommt es bei der Osteoporoseprophylaxe an. Ideal sind Übungen zur Kräftigung der Rücken- und Hüftmuskulatur. Am besten machen Sie diese zwei- bis dreimal pro Woche für jeweils 30 Minuten. Achten Sie darauf, dass Ihre Muskeln beim Trainieren spürbar angespannt sind.

Hier ein paar einfache Übungen dazu:

Strafft Oberschenkel- und Hüftmuskeln
- Seitlich auf den Boden legen, dabei den Kopf mit dem Arm abstützen – Becken, Rücken und Arm bilden eine Linie. Den zweiten Arm in Brusthöhe vor dem Körper, mit der Handfläche auf dem Boden ablegen.
- Nun die Spitze des unten liegenden Fußes Richtung Körper ziehen, dabei Po- und Bauchmuskeln anspannen. Das oben liegende Bein anheben. Dessen Ferse durchdrücken und mit dem Bein zehn kleine Kreise ziehen.
- Die Seite wechseln und die Übung zehnmal wiederholen; insgesamt zwei Durchgänge pro Seite.
- Um die Muskeln noch mehr zu straffen, können Sie Gewichtsmanschetten an den Knöcheln anlegen.

Kräftigt den Rücken
- Auf den Rücken legen, Beine anwinkeln, Arme ausgestreckt mit den Handflächen nach unten neben den Körper legen.
- Nun die Hüfte vom Boden abheben, dabei ausatmen und die Bauchmuskeln anspannen.
- Dann ein Bein ausstrecken, ohne dabei das Becken zu bewegen, und so weit wie möglich Richtung Kopf ziehen. Ist das Bein ganz oben angelangt, Fußspitze Richtung Kopf ziehen und das Bein ganz langsam wieder absenken, bis es fast den Boden erreicht.

- Das Bein nicht ablegen, sondern tief einatmen und anschließend wieder Richtung Kopf ziehen; mit jedem Bein dreimal wiederholen.
- Nach einer kurzen Pause noch je drei Durchgänge.

Stärkt die Bauchmuskeln
- Flach auf den Rücken legen, Beine anwinkeln, Arme ausgestreckt mit den Handflächen nach unten neben den Körper legen.
- Beide Beine anheben und nach oben strecken. Einatmen und dabei den Oberkörper langsam aufrichten – der Zug geht vom Bauch aus, Rücken und Kopf bilden eine Linie.
- Während des Aufrichtens die Beine leicht senken, die Arme nach oben nehmen. Der Blick ist geradeaus gerichtet.
- Einige Sekunden in der Stellung bleiben, dann die Arme senken und den Oberkörper abrollen, dabei die Bauchmuskeln anspannen.
- Noch fünfmal wiederholen.

Gut für die Figur

Regelmäßige Bewegung hilft, überflüssige Pfunde loszuwerden. Das macht sich besonders an den bekannten Problemzonen wie Bauch, Po und Oberschenkel bemerkbar. Hier sorgt konsequentes Training bereits nach kurzer Zeit für sichtbare Erfolge.

Ausdauertraining vermehrt die Anzahl der Mitochondrien in den Muskelzellen und erhöht deren Leistungsfähigkeit. Je mehr dieser kleinen Kraftwerke in den Zellen zur Energiegewinnung bereitstehen, desto effektiver ist die Fettverbrennung. Damit steigen Herzfrequenz und maximale Sauerstoffaufnahme um bis zu 20 Prozent – und mit ihnen der Kalorienverbrauch. Wer mehr Muskeln besitzt, hat auch einen höheren Energiebedarf: Jedes Pfund Muskelmasse benötigt täglich 35 bis 45 Kalorien für den eigenen Stoffwechsel. Das summiert sich und kurbelt die Fettverbrennung zusätzlich an.

»Last but not least« fördert Bewegung die Ausschüttung eines körpereigenen Stoffes namens Cholecystokinin. Dieses Enzym ist ein wichtiger Begleiter auf dem Weg zum Wunschgewicht – es dämpft das Hungergefühl und zügelt den Appetit.

Kick für den Stoffwechsel

Geht der Puls schneller und strömt mehr Blut durch den Körper, dann drehen sich auch die Räderwerke des Stoffwechsels rascher. Das lässt sowohl den Grundumsatz an Kalorien als auch die Ausscheidung von unerwünschten Stoffen ansteigen. Wandern Schlacken- und Giftstoffe ohne Umwege in die Kanalisation oder via Schweiß aus dem System, sehen Sie das auch im Spiegel: Das Hautbild verbessert sich.

Bessere Blutfettwerte

Durch regelmäßiges Training können Sie Ihre Blutfette optimal regulieren. Die Forschung konnte zeigen, dass aerobes Training die Konzentrationen der Blutfette günstig beeinflusst. Mit Walking beispielsweise lassen sich die Triglyceride senken sowie HDL- und LDL-Cholesterin im Blut unter Kontrolle halten. Das heißt, mit ein wenig Sport können Sie ganz einfach das schädliche LDL reduzieren und das gute HDL im Gegenzug erhöhen.

Trimm-dich für die grauen Zellen

Mit der körperlichen steigt zugleich Ihre geistige Fitness. Das Konzentrationsvermögen wird angekurbelt, Reaktionsfähigkeit und Auffassungsgabe beschleunigt. Was besonders die Hirnzellen brauchen, um optimale Leistung zu bringen, ist Sauerstoff. Und den bekommen sie am besten durch eine gute Durchblutung. Deshalb raten Hirnforscher zu Ausdauersportarten wie Joggen, Walking, Radfahren oder Schwimmen.

BEWEGUNG

So bleiben Sie am Ball

Sie kennen ihn sicher auch, den inneren Schweinehund, der Ihre guten Vorsätze immer wieder in Gefahr bringt, dafür sorgt, dass Sie nach einem stressigen Arbeitstag lieber auf die Couch statt in die Sportschuhe steigen und dass Sie am Wochenende nicht aus dem Bett kommen, weil es so gemütlich ist. Hier ein paar Tipps, die Ihnen über diese kritischen Momente hinweghelfen und Sie wieder motivieren:

• Setzen Sie sich feste Zeiten für Ihr Training und halten Sie diese ein. Falls wirklich mal etwas dazwischen kommt, holen Sie Ihr Pensum am nächsten Tag nach.
• Suchen Sie sich Sportarten, die Ihnen wirklich gefallen und Spaß bringen. Vielleicht wechseln Sie auch mal die Sportart und probieren etwas anderes aus. So wird es nicht langweilig.
• Starten Sie immer mit einem Aufwärmprogramm und leichtem Stretching. Ohnehin gilt für Anfänger: Fangen Sie langsam an, mit leichten Übungen, dann haben Sie mehr Freude am Training.

Jungbrunnen Sport

Regelmäßige Bewegung lässt die Lebensuhr langsamer ticken: Sport, so das Resümee der Wissenschaft, vermag den Alterungsprozess zwar nicht zu stoppen, jedoch zu bremsen. Konsequente mäßige Belastung wirkt wie ein Jungbrunnen. Der Organismus reagiert darauf mit höherem Sauerstoffverbrauch, Zellen und Gewebe werden besser durchblutet und so mit mehr Nährstoffen versorgt. Davon profitieren nicht nur Muskeln, Gelenke und Knochen, sondern auch und vor allem die Haut – gut durchblutete Haut hat einen rosig-gesunden Teint und sieht glatter aus. Der Grund: Die vermehrte Sauerstoffzufuhr »plustert« die Hautzellen auf und glättet Falten. Außerdem halten trainierte Muskeln die Haut länger straff und die Körperkonturen in Form.

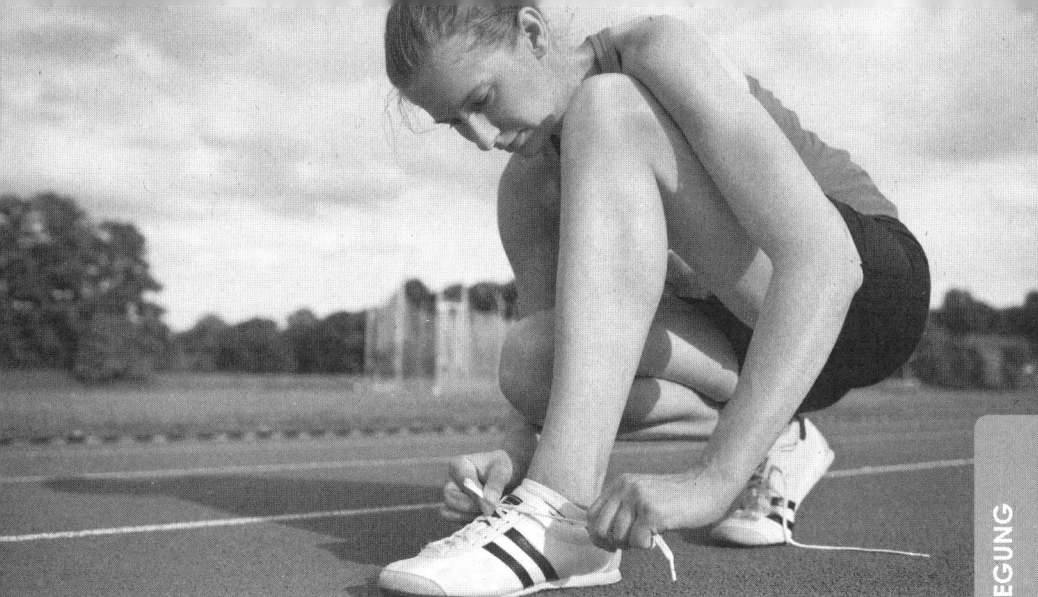

Nicht jede findet Joggen gut: Bei der Wahl der Bewegungsart heißt es, genau in sich hineinzuhören.

- Trainieren Sie als Anfänger nicht öfter als viermal pro Woche je eine Stunde (das gilt als Maximum), sonst muten Sie sich womöglich zu viel zu.

Bewegung maßgeschneidert

Fehlt die Freude an der Bewegung, ist der sich stetig wiederholende Kampf gegen den inneren Schweinehund vorprogrammiert. Die Ertüchtigung bringt nur halb so viel für die Fitness und alsbald bleiben die Trainingssachen im Schrank. Mit das Wichtigste ist daher, die je nach Konstitution und Charakter am besten geeignete Sportart zu finden. Die Eine ist dynamisch und besser beim Krafttraining aufgehoben, die Andere mag es lieber ruhiger im nassen Element, die Dritte liebt die Natur und tankt neue Energien im Grünen. Um herauszufinden, welche Form der Bewegung für Sie die beste ist, gibt es nur eins: ausprobieren. Die Auswahl beschränkt sich wahrscheinlich bereits durch Ihre persönlichen Vorlieben – wer Wasser nur zur Körperreinigung an seine Haut lässt, wird sich kaum für Schwimmen oder Surfen erwärmen. Testen Sie also einige Sportarten und horchen Sie in sich hinein. Sie werden schnell spüren, welche Ihren Bedürfnissen am meisten entgegenkommen, Ihnen Freude bereiten und sich gut in Ihren Tagesrhythmus einpassen lassen. Untenstehende Fitness-Typologie kann Ihnen dazu eine Hilfe sein.

Die Fitness-Typologie

- **Die Beherrschte**

  Lassen Sie die täglichen Anforderungen innerlich verspannen und neigen Sie dazu, Stress und Frust in sich hineinzufressen? Wenn ja, dann sind für Sie alle Sportarten ideal, die Ihnen Gelegenheit zum vitalen Ausagieren geben wie Krafttraining im Fitness-Studio, Tennis, Squash, Badminton und andere Ballspiele sowie Trampolinspringen und Kampfsportarten wie Judo oder Boxen.

- **Das Nervenbündel**

  In Ihrem beruflichen und privaten Alltag gibt es stets viel Hektik, die von Ihren Nerven ein Höchstmaß an Reißfestigkeit fordert? Dann sollten Sie durch Sport versuchen, Ihren Stress abzubauen und dazu Bewegungsarten wählen, die auch meditative Qualitäten haben. Gut geeignet sind hierzu unter anderem Schwimmen, Radfahren, Spazierengehen und Wandern.

- **Die Kontaktfreudige**

  Sie unternehmen lieber etwas gemeinsam mit anderen Menschen als alleine? Das prädestiniert Sie für alle sportlichen Aktivitäten, die Kommunikation bieten und erfordern, beispielsweise Segeln, Rudern, Hand-, Volley- und Fußball, Tennis, Tischtennis und Tanzen.

- **Die Ausgepowerte**

  Sind Sie schnell erschöpft und leicht ermüdbar? Dann geht es darum, erst einmal Kondition zu bekommen, damit Herz und Kreislauf belastbarer werden. Ausdauersportarten sind angesagt: Schwimmen, Radfahren, Joggen, Rudern, Skilanglaufen oder auch Workout im Fitness-Studio.

Aus der »grünen Apotheke«

Wie gegen so viele Beschwerden ist auch gegen jene in den Wechseljahren ein Kraut gewachsen – genauer gesagt mehrere. Schließlich ist eine der Domänen der grünen Medizin die Behandlung typisch weiblicher und damit auch der Beschwerden in den Wechseljahren. Wie man heute weiß, greifen viele Heilpflanzen sanft regulierend in das Hormonsystem ein und unterstützen unter anderem die Funktionen der Eierstöcke. Dass ihnen das so gut gelingt, liegt vor allem an ihren hormonähnlichen Inhaltsstoffen – den Phytohormonen.

Pflanzliche Hormone

Was bei uns Menschen die Fäden aller körperlichen und psychischen Vorgänge zieht, gibt es auch im Reich der Flora: die Phytohormone. Sie übernehmen bei den Pflanzen ähnliche Aufgaben wie die Hormone in unserem Körper. Was der Flora guttut, dient auch der menschlichen Gesundheit. Die wissenschaftlichen Erkenntnisse über die Wirkungen pflanzlicher Botenstoffe zeigen, dass diese ein hohes therapeutisches Potenzial in sich bergen: Die Hormone aus der Plantage ermöglichen es dem Organismus, über Selbstregulation das hormonelle Gleichgewicht wiederzuerlangen. Sie schalten sich

Von der Erfahrungsheilkunde zu wissenschaftlicher Therapie

Aus dem zunächst nur mündlich überlieferten heilkundlichen Wissen um Kräuter und ihre Wirkungen ist eine wissenschaftlich fundierte Therapie geworden – die Phytotherapie. Sie wendet Arzneimittel an, die aus ganzen Pflanzen, Pflanzenteilen oder einzelnen Pflanzeninhaltsstoffen bestehen. Die gute Wirksamkeit dieser Phytopharmaka konnte inzwischen durch viele Studien belegt werden.

HEILPFLANZEN

143

harmonisierend in das Zusammenspiel der einzelnen Hormone ein, was nicht nur dazu beiträgt, Symptome zu lindern, sondern auch deren Ursachen zu beheben.

So sind Phytohormone seit Jahren bewährt bei sämtlichen Beschwerden, die das hormonelle Wechselspiel mit sich bringen kann.

Die phytotherapeutische Behandlung menopausaler Beschwerden ist nicht nur genauso wirksam wie jene mit synthetischen Hormonen, sondern auch wesentlich besser verträglich: Pflanzliche Hormone haben deutlich weniger Nebenwirkungen als ihre chemischen Kollegen.

Sekundär, aber nicht minder wichtig

Phytohormone gehören zu den sekundären Pflanzenstoffen. Diese Substanzen spielen zwar im primären Energiestoffwechsel der Pflanzen keine Rolle, da sie keinen Nährstoffcharakter besitzen und auch nur in geringen Mengen vorliegen. Doch sekundär im Sinne von »zweitrangig« sind sie keineswegs – im Gegenteil: Sekundäre Pflanzenstoffe dienen der Pflanze unter anderem zur Abwehr von Schädlingen oder als Duftstoff. Auch Farbstoffe wie Carotin, das Blätter, Blüten und Früchte einfärbt, gehören zu den sekundären Pflanzenstoffen. Die Phytohormone dienen den Pflanzen zur Regulation von Reifung, Wachstum und Alterung.

Frauenmantel (Alchemilla vulgaris)

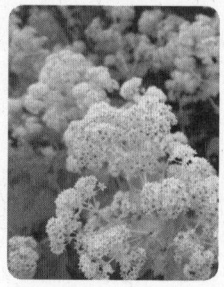

Der zu den Rosengewächsen gehörende Frauenmantel enthält in seinen Wurzeln Phytohormone, die progesteronähnliche Wirkungen entfalten. Entsprechend hilft Ihnen diese Pflanze auch so erfolgreich bei Beschwerden, die im Zusammenhang mit hormonellen Ungleichge-

144

Naturtalente für die Haut

Phytohormone finden sich immer öfter auch in Produkten zur Gesichts- und Körperpflege: »Zurück zur Natur« ist nicht erst seit gestern das Erfolgskonzept der Kosmetikbranche.

Die besten Pflanzenhormone für die Haut sind die Auxine. Sie geben Pflanzen Elastizität und Widerstandskraft. Beispielsweise Sonnenblumen: Deren Stiele sind stabil genug, um die schweren Blüten zu tragen, aber doch noch so elastisch, um dem Stand der Sonne folgen zu können. Oder: Auxine lassen Sequoia-Bäume auch im Alter von 3.000 Jahren noch blühen und grünen. Diese Kräfte regen auch die Vitalität und Regenerationsfähigkeit unserer Hautzellen an – machen das Bindegewebe fester und elastischer.

Auf dem wissenschaftlichen Prüfstand erweisen sich noch so einige andere Phytohormone als Naturtalente für die Pflege der Haut. Viele davon werden bereits in Kosmetikprodukten angewendet: Östrogenähnliche Sterole aus Shiitake-Pilzen schützen beispielsweise vor Hautschäden durch freie Radikale und stimulieren die Zellerneuerung. Gleiches bewirkt das in Sojabohnen enthaltene Phytohormon Genistein. Oder aber die Ginseng-Wurzel, die seit Jahrhunderten als Elixier gehandelt wird – nicht nur für die Gesundheit, sondern auch für die Schönheit. Das hat auch die Kosmetikbranche nun erkannt und lässt Ginseng-Stoffe auf und unter die Haut. Diese kurbeln den Stoffwechsel der Hautzellen an und bieten freien Sauerstoffradikalen Paroli.

Der florale Hautschutz zeigt nicht nur äußerlich angewendet, sondern auch gegessen und getrunken sichtbare Wirkungen. Sojabohnenprodukte wie Tofu, Shiitake-Pilze sowie täglich ein Löffel Leinsamen bewähren sich zur Schönheitspflege von innen. Die in den genannten Nahrungsmitteln enthaltenen Phytoöstrogene kurbeln die Erneuerung der Hautzellen an und bügeln Fältchen aus.

HEILPFLANZEN

145

wichten auftreten – so auch in den Wechseljahren. Zudem ist der Frauenmantel angezeigt bei Menstruationsstörungen, zur Förderung der Milchbildung und bei Unterleibsbeschwerden.

Zur Anwendung eignet sich am besten ein Tee: Dafür übergießen Sie zwei Teelöffel der getrockneten Blätter mit einer Tasse kochendem Wasser und lassen dies zugedeckt für zehn Minuten ziehen. Dann durch ein Sieb abgießen und über einen längeren Zeitraum hinweg kurmäßig täglich eine Tasse davon trinken. Alternativ und einfacher können Sie sich auch fertigen Frauenmantel-Tee aus der Apotheke besorgen.

Mönchspfeffer (Vitex agnus castus)

In den Früchten des Mönchspfeffers stecken Stoffe mit dopaminergen (Dopamin ist ein wichtiger Botenstoff des Nervensystems) Wirkungen. Diese können die Waagschalen des weiblichen Hormonhaushalts wieder austarieren, da sie direkten Einfluss auf die Hirnanhangsdrüse haben und die Produktion der Hormone FSH und LH fördern (S. 20 ff.). Zudem unterstützt diese Heilpflanze die Hormonproduktion durch den Gelbkörper des Eierstocks in der zweiten Zyklushälfte.

Mönchspfeffer findet außer bei Wechseljahresbeschwerden auch bei einem unregelmäßigen Zyklus, beim Prämenstruellen Syndrom (PMS) sowie bei Menstruationsbeschwerden Anwendung. Zudem ist er in vielen homöopathischen Kombinationsmitteln enthalten, die den Hormonhaushalt harmonisieren sollen (S. 194 ff.).

Apotheken führen inzwischen einige Präparate, die standardisierte Extrakte von Mönchspfeffer enthalten und deren Wirksamkeit durch wissenschaftliche Untersuchungen geprüft sind wie Agnolyt®, Agnucastun® und Femicur®.

Wider die »vnkuscheyt begirde«

Der Mönchspfeffer, ein durch und durch keusches Pflänzchen, hat außer Phytohormonen auch einen interessanten kulturgeschichtlichen Hintergrund zu bieten.

Wie der Name Agnus castus – das keusche Lamm – schon sagt, war es im Altertum die wichtigste Indikation dieser Pflanze, die Keuschheit eines Lamms zu verleihen. Angesichts der uns heute bekannten Wirkungen auf das Hormonsystem ist das auch gar nicht aus der Luft gegriffen.

Wie durch Dioskurides überliefert ist, nutzten die Frauen im antiken Hellas den Mönchspfeffer auf den alljährlichen Festen zu Ehren der Fruchtbarkeitsgöttin Demeter, um sich während der Dauer der Feiern gegen jedwede Versuchung zu wappnen, sprich: den geschlechtlichen Begierden zu entsagen.

Aber auch Männern war der Mönchspfeffer zu diesem Zwecke dienlich: »Dissen samen, krut vnd blomen« steht im »Hortus sanitatis«, jenem berühmten Heilpflanzenmanual des Spätmittelalters, zu lesen, »mogen nutzen man vnd frauwen die vnkuscheyt begirde do mit zu stillen.« Dazu, so steht es im »Hortus«, sollten Männer ihr »gemecht« mit einer Abkochung der Samen und Blüten waschen, um ein »ragen« desselben zu verhindern. Ein Ereignis, das es ganz besonders bei Klerikern zu vermeiden galt, woraus sich erklärt, dass der Mönchspfeffer eine nicht unbedeutsame Rolle im klösterlichen Leben spielte: den Mönchen nicht Pfeffer geben, sondern vielmehr das genaue Gegenteil. Hierzu wurde den »geistlich lude« angeraten, Blätter und Blüten vom Mönchspfeffer in ihr Bett zu streuen, um vor den Anfechtungen fleischlicher Begierden gefeit zu sein. Novizen bekamen hingegen Keuschlammblätter auf ihrem Weg ins Kloster vor die Füße gestreut.

Traubensilberkerze (Cimicifuga racemosa)

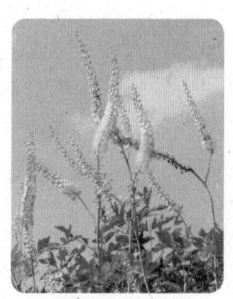

Was sich im Zuge hormoneller Veränderungen neben Hitzewallungen, Schweißausbrüchen, Konzentrations- und Schlafstörungen an Beschwerden einstellt, können Sie wirksam mit Extrakten aus den Wurzeln dieser Pflanze behandeln.

Der Grund: Die Traubensilberkerze, auch Schlangenkraut genannt, enthält Phytoöstrogene, welche in ihrem chemischen Aufbau dem menschlichen Östrogen ähneln und entsprechend im Körper einer Frau östrogenähnliche Effekte hervorrufen. Damit wirken sie jenen Beschwerden entgegen, die durch das altersbedingte Nachlassen der körpereigenen Östrogenproduktion verursacht werden. Dazu zählt auch die Osteoporose, die durch das Östrogendefizit ausgelöste erhöhte Knochenbrüchigkeit (S. 53 ff.). Zu deren Vorbeugung sind Präparate mit Traubensilberkerze bereits seit 30 Jahren das Mittel der Wahl.

Ebenso wie beim Mönchspfeffer stehen in Apotheken auch fertige Präparate mit Extrakten aus der Traubensilberkerze zur Auswahl wie Remifemin® und Femikliman®.

Soja (Glycine max)

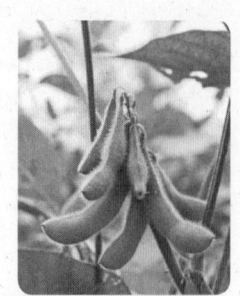

Die eiweißreichen Samen werden vor allem im asiatischen Raum als Nahrungsmittel genutzt – wie heute bekannt, bereits seit über 2.800 Jahren. In Sojabohnen stecken neben reichlich wertvollen Aminosäuren wie Sojalecithin eine ganze Menge an Isoflavonoiden. Diese bewähren sich bestens zur Linderung von Wechseljahresbeschwerden: Klinische Studien belegen, dass die Sojastoffe Hitzewallungen und Schweißausbrüche reduzieren und sich positiv auf die Herz-Kreislauf-Funktionen und den Knochenstoffwechsel auswirken. Soja-Isoflavone besitzen die Fähigkeit, den Östrogenmangel sanft auszugleichen. Darüber hinaus können sie Hormonspitzen, die häufig am Anfang der Wechseljahre durch extreme Östrogenschwankungen auftreten, abfangen. Mehr zu Soja lesen Sie auf S. 125.

Heilpflanzen für die Seele

Neben den genannten Pflanzen, die Phytohormone enthalten, kommen in den Wechseljahren auch solche zum Einsatz, die eine direkte Wirkung auf das zentrale Nervensystem besitzen. Diese Pflanzen werden zur Behandlung von Stimmungsschwankungen, depressiven Verstimmungen und Depressionen sowie bei Schlafstörungen, Nervosität und Reizbarkeit angewendet. Die beiden wirksamsten Vertreter dieser psychotropen Pflanzen sind Baldrian und Johanniskraut.

Baldrian (Valeriana officinalis)

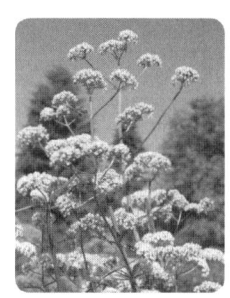

Die beruhigenden und schlaffördernden Effekte des Baldrians waren bereits im Mittelalter bekannt. So empfehlen ihn alte Kräuterbücher bei »übermäßiger Schlaflosigkeit für den entsprechenden Schlaf« und um »holdselig, eins und friedsam« zu machen. Die Heilpflanze galt also bereits damals als das Mittel schlechthin gegen unruhige Nerven und gestörten Schlaf. Daran hat sich bis heute nichts geändert: Baldrian wird als ein sehr gut verträgliches und zuverlässig wirksames Mittel zur Entspannung und Beruhigung verordnet. Damit ist er auch zur Anwendung in den Wechseljahren prädestiniert, wenn die hormonellen Veränderungen den Schlaf rauben und die Nerven reizen.

Für die beruhigende Wirkung auf die Funktionen des zentralen Nervensystems sind die Valerensäuren in den Wurzeln des Baldrians verantwortlich. Sie wirken dämpfend auf das Nervensystem sowie krampflösend und muskelentspannend. Wissenschaftliche Untersuchungen ergaben, dass Valerensäuren den Abbau des Nervenbotenstoffes Gamma-Aminobuttersäure hemmen. Damit erhöht sich die Konzentration dieses Neurotransmitters, was die Erregbarkeit des Nervensystems herabsetzt und so zur allgemeinen Beruhigung führt.

Baldrian greift also in einen Mechanismus ein, wie es auch synthetische Beruhigungsmittel tun. Im Vergleich zu Letzteren birgt er jedoch nicht die Gefahr der Abhängigkeit und beeinträchtigt weder Konzentrations- noch Leistungsfähigkeit – wohlgemerkt bei gleicher Wirksamkeit.

In der Apotheke gibt es rezeptfreie Präparate mit Extrakt aus Baldrianwurzeln wie Baldrian-Dispert®, Euvegal Balance®, Pascosedon® und Sedariston®. Darüber hinaus können Sie Baldrian auch als Tinktur oder als Badezusatz einsetzen.

Pflanzliche Sandmännchen

Immer mehr »Schlaflose« versuchen mit einem pflanzlichen Arzneimittel wieder zu ungestörten Träumen zu kommen. Nicht umsonst laufen Präparate mit Baldrianwurzel, Hopfenzapfen und Melissenblättern synthetischen »Sandmännchen« den Rang ab. Die schlafbringende Wirkung von pflanzlichen Schlaf- und Beruhigungsmitteln ist zwar schwächer als die chemischer, doch das wiegt eine ganze Reihe von Vorteilen wieder auf. So besitzen pflanzliche Mittel kein Abhängigkeits- und Suchtpotenzial, keine Nebenwirkungen und sie rufen keine Wechselwirkungen mit anderen Arzneimitteln hervor. Sie setzen Leistungs- und Konzentrationsfähigkeit nicht herab, verändern das natürliche Schlafmuster nicht und sind quer durch alle Altersgruppen anwendbar.

Johanniskraut
(Hypericum perforatum)

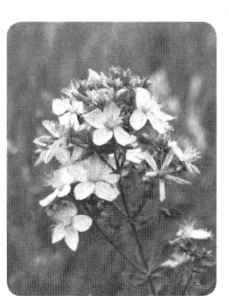

Im Mittelalter und in der frühen Neuzeit wurde Johanniskraut erstmals bei seelischen Beschwerden eingesetzt: »gegen den Schwindel und gegen die fürchterlichen melancholischen Gedanken«, wie in einem alten Kräuteralmanach zu lesen steht. Johanniskraut war allerdings auch ein unentbehrliches Requisit beim Exorzismus: Die katholische Kirche setzte Zubereitungen mit Hypericum dazu ein, den Teufel und anderes Ungemach aus den Körpern der »Besessenen« zu vertreiben. Ferner sollten Hypericum-Trunke auch Gefolterten das Geständnis abringen, mit dem Teufel im Bunde zu stehen. Heute wird angenommen, dass die Johanniskrautauszüge zum Ziel hatten, psychisch Kranke, die einst als »vom Teufel besessen« galten, zu beruhigen und ihre depressive Stimmung zu lindern. Ähnliches vermutet man von den »Geständnistrunken«: Sie sollten den unter qualvollen Schmerzen Leidenden die Tortur wenigstens psychisch ein wenig erleichtern. Doch zurück zu angenehmeren Dingen.

Johanniskraut ist hochwirksam gegen Stimmungsschwankungen sowie gegen leichte und mittelschwere depressive Störungen. Das hat die Pflanze ihrem Inhaltsstoff Hyperforin zu verdanken. Dieser hemmt bereits in relativ geringen Konzentrationen die Wiederaufnahme von Serotonin und Noradrenalin. Das führt zur Erhöhung der Konzentration dieser beiden Nervenbotenstoffe – der Wirkmechanismus aller Antidepressiva. Johanniskraut löst also ähnliche Vorgänge aus wie synthetische Medikamente gegen Depressionen. Allerdings hat es eine breitere Wirkpalette: Eine ähnlich starke Hemmwirkung wie auf die Wiederaufnahme von Serotonin und Noradrenalin besteht auch für Dopamin, Gamma-Aminobuttersäure (GABA) sowie L-Glutamat. Bei Letzteren handelt es sich um Nervenboten, die bei der Entstehung depressiver Störungen ebenfalls eine wichtige Rolle spielen. Hyperforin beeinflusst insgesamt fünf Neuro-transmitter – ein richtiger »Breitbandhemmer«. Keines der be-kannten Standardmittel gegen Depressionen hat eine ähnlich große Palette an positiven Wirkungen. Worin Johanniskraut seinen synthe-tischen Kollegen ebenso überlegen ist, das sind seine Verträglichkeit und seine wesentlich geringeren Nebenwirkungen.

Wichtig zu wissen ist, dass sich die antidepressive Wirkung von Johanniskraut nicht von heute auf morgen einstellt. Ebenso wie bei synthetischen Antidepressiva ist etwas Geduld gefragt – es dauert rund zehn Tage, bis die ersten Effekte spürbar werden. Darüber hi-naus müssen Sie berücksichtigen, dass Johanniskraut die Lichtemp-findlichkeit der Haut erhöht: Ihre Haut reagiert daher schneller und stärker als gewohnt auf UV-Strahlen. Während der Einnahme von Johanniskraut sollten Sie also mit dem Sonnenbaden vorsichtiger sein und sicherheitshalber einen höheren Lichtschutzfaktor als sonst verwenden.

Setzen Sie zur Behandlung von Stimmungsschwankungen und depressiven Verstimmungen nur Präparate mit standardisierten Johanniskraut-Extrakten aus der Apotheke ein. Denn nur diese ent-halten die wirkrelevanten Inhaltsstoffe in ausreichender Menge und gewährleisten so die Wirksamkeit. Um aus dem Stimmungstief zu kommen, müssten Sie Hektoliter an Johanniskrauttee trinken. Denn auf diese Weise angewandt, führen Sie sich nur sehr wenig der wirk-samen Inhaltsstoffe zu. Das ist auch das Problem mit »Billigpräpara-ten« aus dem Supermarkt oder Discounter. Solche Johanniskrautprä-parate enthalten viel zu wenig von den wirksamkeitsbestimmenden Stoffen – kein Wunder, wenn es dann nicht hilft, und die Betroffenen schließlich doch zu den synthetischen Alternativen greifen. Empfeh-lenswerte Präparate mit Extrakten aus Johanniskraut sind Jarsin® und Neuroplant®, sie sind rezeptfrei erhältlich.

Was noch gegen Ihre Beschwerden gewachsen ist

Chinesische Engelwurz (Angelica sinensis)

In China schätzt man sie seit alters her als eine der wirksamsten Heilpflanzen zur Behandlung von Frauenleiden. Besonders bei hormonellen Ungleichgewichten und deren Folgeerscheinungen bewährt sich Dong-Quai, wie die Engelwurz in China genannt wird. Wissenschaftliche Untersuchungen von Angelica sinensis haben gezeigt, dass die Pflanze einen hohen Gehalt an Phytoöstrogenen besitzt. Ferner sind auch Cumarine und Flavonoide enthalten, die das Hormonsystem ebenfalls regulieren.

Rotklee (Trifolium pratense)

Zahlreiche alte Kräuteralmanache rühmen die Blüten des Rotklees zur Förderung des Wohlbefindens in den Wechseljahren, was auch tatsächlich zutrifft, wie wissenschaftliche Studien heute bestätigen: Rotklee ist reich an Isoflavonen und daher insbesondere bei nachlassender Östrogenproduktion empfehlenswert.

Süßholz (Glycyrrhiza glabra)

Diese auch bei vielen anderen Beschwerden eingesetzte Heilpflanze besitzt ebenfalls hormonell aktive Substanzen, die Saponine. Studien zufolge fördern Extrakte der Süßholzwurzel die Regelmäßigkeit von Zyklus und Eisprung. Ebenso stellte sich heraus, dass Süßholz-Extrakt bei Frauen mit zu viel Testosteron und einem zu niedrigen Östrogenspiegel ausgleichend wirkt und so verschiedene hormonell bedingte Störungen lindern kann.

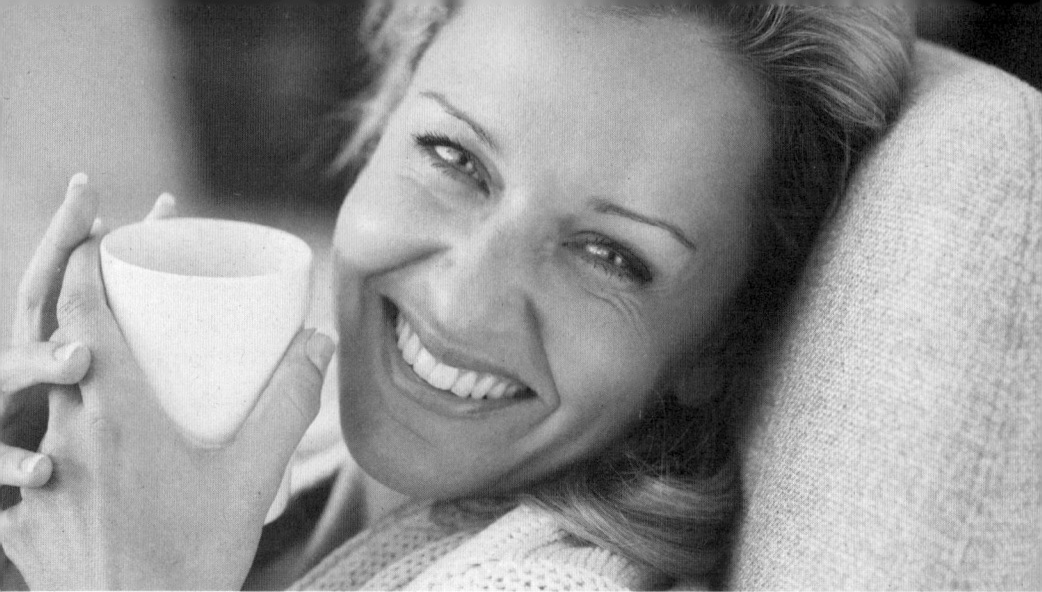

Die Teepause für die Gesundheit schenkt zugleich eine kleine Auszeit vom Alltag.

Wilde Yamswurzel (Dioscorea villosa)

Eines der pflanzlichen »Hormonpräparate« schlechthin ist die Yamswurzel. Sie enthält eine ganze Reihe pflanzlicher Hormone, darunter die Saponine Diosgenin, Pregnenolon and Botogenin. Yamswurzel hat also einen nicht geringen Einfluss auf den Hormonhaushalt und wird deshalb traditionell gegen hormonell bedingte Beschwerden eingesetzt.

Teekur

Heilpflanzentees, kurmäßig über vier bis fünf Wochen getrunken, sind eine wirksame Maßnahme gegen Störungen in den Wechseljahren. Bewährt hat sich unter anderem eine Mischung aus Schafgarbenkraut, Johanniskraut, Rotkleeblüten, Frauenmantel und Brennnesselsamen.

Die genannten Kräuter werden zu gleichen Teilen gemischt und pro Tasse ein Esslöffel der Mischung mit heißem (nicht mehr kochendem) Wasser aufgebrüht. Anschließend zehn Minuten ziehen lassen, durch ein Sieb abseihen und schluckweise trinken. Die tägliche Ration liegt bei drei bis vier Tassen.

Ausgleich aus dem Reich der Mitte

Die Therapiemethoden der Traditionellen Chinesischen Medizin (TCM) haben sich einen großen Stellenwert in der sanften Behandlung von Störungen in den Wechseljahren erobert. Das liegt vor allem an deren ganzheitlichem Ansatz: Die TCM sucht nicht nach einzelnen Faktoren, sondern richtet ihre Aufmerksamkeit stets auf den gesamten Organismus. So werden bei der Untersuchung zur Diagnosestellung auch Informationen über die Lebensumstände des Patienten gesammelt. Aus all diesen Daten ergibt sich schließlich das, was man in der chinesischen Medizin das »Muster der Disharmonie« nennt: den Zustand des Ungleichgewichts, das den Patienten schwächt und ihn anfällig für schädliche Einflüsse macht.

Die hierzulande bekanntesten Behandlungsmethoden aus dem Reich der Mitte sind die Akupunktur und die Akupressur. Damit Sie deren Wirkmechanismen besser nachvollziehen können, vorab einige grundlegende Informationen zum Konzept der Traditionellen Chinesischen Medizin.

CHINESISCHE MEDIZIN

Heilen in China

Die traditionelle Heilkunst der Chinesen geht davon aus, dass ein Mensch nur dann gesund bleiben kann, wenn sich die Energien in seinem Körper in einem ausgewogenen Verhältnis befinden. Die beiden gegensätzlichen energetischen Kräfte werden symbolisiert durch Yin und Yang: Ihr Gleichgewicht ist verantwortlich für die Gesundheit von Körper, Geist und Seele. Es muss immer wieder ausgeglichen werden, um die Lebensenergie, das Qi, im beständigen Fluss zu halten.

Meridiane, die Wege des Lebens

Auf den Meridianen, auch Leitbahnen genannt, zirkuliert die Lebensenergie durch den Körper. Obwohl man die Meridiane nicht

Der Fluss des Lebens

Mit »Qi« bezeichnet die chinesische Medizin die Lebensenergie und damit jene Kraft, die alle Funktionen des Organismus unterhält. Nach Ansicht der chinesischen Heilkunde fließt die Lebensenergie in einem eigenen System von Leitbahnen, den Meridianen, durch unseren Körper. Bei Akupunktur und Akupressur werden bestimmte Punkte, die auf diesen Kanälen liegen, stimuliert und damit der harmonische Fluss der Lebensenergie aufrecht gehalten – die Grundvoraussetzung für umfassende Gesundheit.

mit den Augen erkennen und anatomisch nachweisen kann, existieren sie. So hat man unter anderem herausgefunden, dass die Haut entlang der Meridianverläufe dünner ist und dass die Nerven, die dort enden, leichter erregbar sind als am übrigen Körper. Darüber hinaus konnte man feststellen, dass sich Schallwellen und Infrarotstrahlen auf den Meridianen schneller als an anderen Körperstellen fortbewegen.

An bestimmten Punkten konzentriert sich die Energie, die in dem betreffenden Meridian fließt. Sie kann durch Techniken wie Akupressur und Akupunktur reguliert – aktiviert oder eingedämmt – werden. Die Stimulation beziehungsweise Dämpfung bestimmter Punkte auf den Meridianen ist dabei nicht lokal beschränkt, sondern sie wird – Telefonleitungen vergleichbar – auch an weiter entfernt liegende Bereiche des Körpers übermittelt.

Punkt für Punkt beschwerdefrei

Der Begriff Akupunktur besteht aus den beiden lateinischen Worten »acus« (Nadel) und »punctum« (Stich). Wie archäologische Funde aus dem Ursprungsland China belegen, ist die Akupunktur eine seit über 3.000 Jahren praktizierte Heilmethode. Beim »Punktstechen« werden bestimmte Punkte auf den Meridianen durch das Einstechen von Nadeln stimuliert. Zur Behandlung bedient sich der Akupunkteur dünner Metallnadeln, die an der betreffenden Stelle ein bis mehrere Zentimeter tief in die Haut eingeführt werden.

Die Domänen der Akupunktur sind die Schmerztherapie und neben psychovegetativen Erkrankungen auch Wechseljahresbeschwerden. Die durch das Punktieren hervorgerufene Ausschüttung von Endorphinen (S. 68) greift regulierend in das hormonelle Geschehen ein. Der Endorphinausstoß schützt auch vor den Auswirkungen von Stress: Studien kamen zu dem Ergebnis, dass bereits durch das Nadeln einiger weniger Akupunkturpunkte die Ausschüttung der schädlichen Stresshormone gehemmt wird.

Das »Nadeln« hilft darüber hinaus aus seelischen Tiefs. Akupunktur bietet Ihnen also auch eine wirksame Möglichkeit zur unterstützenden Behandlung bei depressiven Verstimmungen. Akupunktur lässt aber nicht nur das Stimmungsbarometer steigen, es beeinflusst auch unmittelbar das vegetative Nervensystem und entfaltet dabei einiges an therapeutischer Wirkung: Die Muskeln entspannen sich, die Atmung wird ruhiger und das Herz schlägt langsamer.

Ohrakupunktur

Außer der Körperakupunktur hat sich auch das »Punktstechen« am Ohr in westlichen Arztpraxen bestens etabliert. Weithin bekannt ist die Ohrakupunktur als wirksame Hilfe, um dem Nikotin zu entsagen.

Doch auch zur Therapie von hormonellen Ungleichgewichten gewinnt diese Heilmethode zunehmend Anhänger. Am Ohr befinden sich zahlreiche Akupunkturpunkte, die direkten Einfluss auf Hypothalamus und Hirnanhangsdrüse und so auf den Hormonhaushalt nehmen.

Nehmen Sie Ihr Wohlbefinden selbst in die Hand

Während das »Punktstechen« in jedem Fall einem erfahrenen Akupunkteur überlassen werden sollte, ist die Akupressur (von lat. »premere« = drücken) eine ideale Methode zur selbstständigen Behandlung der Meridianpunkte. Sie bewährt sich seit über 5.000 Jahren und ist bis heute jedem Chinesen als praktische und »alltagstaugliche« Methode zur Selbsthilfe vertraut.

Wie wirken Akupunktur und Akupressur?

Diese Frage haben sich zahllose namhafte Wissenschaftler aller Fachsparten gestellt. Die Ergebnisse wissenschaftlichen Forschens sind jedoch ernüchternd: Bis heute kann der Wirkmechanismus von Akupressur und Akupunktur nicht vollständig erklärt werden.

Was jedoch zweifelsfrei feststeht, ist, dass Akupunktur wie Akupressur tatsächlich wirken. Dies belegt unter anderem die Tatsache, dass beide auch bei Bewusstlosen sowie bei Tieren deutliche Effekte zeigen, die mittels Blutuntersuchungen, Messungen der Herzstromkurve sowie der Atmungswerte nachgewiesen werden können. Ebenso ist wissenschaftlich erwiesen, dass an den Akupunkturpunkten besondere energetische Zustände herrschen: Die Leitfähigkeit der Haut ist höher als an anderen Stellen des Körpers und die Reaktion auf bioelektrische Impulse ist besser. Auch was die Erklärung angeht, wie die Druckpunkte Schmerzen lindern können, ist man etwas weiter: Ihre Stimulation durch Druck, Nadeln oder Wärme führt zur Ausschüttung körpereigener »Schmerzmittel«, der Endorphine (S. 68). Diese Neurotransmitter genannten Botenstoffe blockieren und vermindern die Schmerzweiterleitung zum Gehirn – mit dem Ergebnis, dass Schmerzen nachlassen oder sogar vollkommen verschwinden.

Bei der Druckpunktmassage wird durch Drücken und Massieren bestimmter Punkte auf den Meridianen der Fluss der Energien im Körper angeregt: Energetische Blockaden werden abgebaut, das harmonische Gleichgewicht erhalten beziehungsweise wiederhergestellt. Zugleich entfaltet Akupressur eine sehr entspannende Wirkung auf den gesamten Organismus. Kraft all dieser Effekte ist die Druckpunktmassage dazu angetan, Beschwerden in den Wechseljahren erfolgreich zu lindern.

So kommen Sie auf den Punkt

Nachfolgend einige Grundlagen zur praktischen Anwendung der Akupressur:

- **Auffinden des Akupressurpunktes**
  Mitunter kommt es vor, dass man knapp am Punkt vorbei und damit danebengreift. Deshalb empfiehlt es sich, den Bereich um den jeweiligen Punkt sanft abzutasten, bis man jene bestimmte Stelle gefunden hat, an der man spontan fühlt: »Hier liege ich richtig.« Akupressurpunkte unterscheiden sich durch eine andere Gewebefestigkeit und eine höhere Schmerzempfindlichkeit von der Umgebung und sind daher kaum zu verfehlen. Oft lässt sich auch eine kleine Einbuchtung ertasten. Wichtig ist es, im Zentrum des Punktes zu akupressieren.

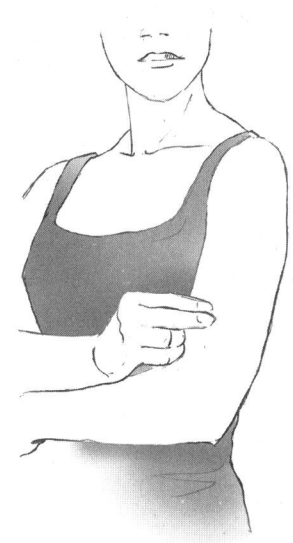

- **Die Grifftechnik**
  Diese spezielle Technik, auch »Drücken in kreisender Bewegung« genannt, ist die häufigste Art, einen Punkt zu stimulieren. Sie eignet sich besonders gut für den ungeübten Laien zur Selbstakupressur. Dabei wird die Kuppe von Daumen, Zeige- oder Mittelfinger ins Zentrum des Punktes gesetzt und im

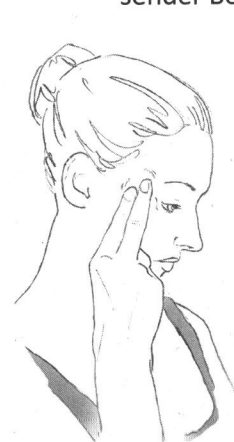

Uhrzeigersinn kreisend massiert. Der Druck sollte in jedem Fall so stark sein, dass sich das Gewebe unter den Fingern beim Kreisen mitbewegt. Zudem gilt die Regel: zum Anregen (Tonisieren) rechtsherum massieren und zum Dämpfen (Sedieren) linksherum.

Wichtig ist es, langsam und rhythmisch zu drücken und abrupten Druck zu vermeiden. Die Finger- oder Daumenkuppen müssen fest auf den zu behandelnden Punkt aufgesetzt werden, die Fingernägel sollten möglichst kurz gehalten werden.

● **Kleidung**
Ideal ist bequeme Kleidung, denn enge Rock- und Hosenbünde behindern den Energiekreislauf und beeinträchtigen die Atmung. Die Schuhe sollten bei der Behandlung ausgezogen werden. Da beim Akupressieren – bedingt durch die tiefe Entspannung – Blutdruck und Pulsfrequenz absinken, empfiehlt es sich, eine Strickjacke oder einen Pullover mehr anzuziehen, um nicht zu frieren.

● **Essen und Trinken**
Während des Akupressierens sollte der Magen weder zu leer noch zu voll sein. Generell empfiehlt es sich, nach einer leichten Mahlzeit mindestens eine Stunde, nach einem üppigen Gericht sowie nach dem Genuss von Alkohol zwei bis drei Stunden mit der Behandlung zu warten.

»Ihre« Punkte

Mit Akupressur haben Sie es im wahrsten Sinne des Wortes selbst in der Hand, zur Verbesserung Ihres Befindens in den Wechseljahren beizutragen. Die Punkte, die sich dazu besonders bewährt haben, sind nachfolgend aufgeführt. Sie müssen diese natürlich nicht jeweils alle behandeln. Es genügt, wenn Sie zwei oder drei Punkte regelmäßig täglich akupressieren. Behandeln Sie die Punkte jeweils etwa eine Minute lang.

Yin-Mangel und seine Folgen

Hitzewallungen erklärt die Traditionelle Chinesische Medizin durch den Rückgang von Yin während der Wechseljahre. Dadurch entsteht eine »Leerehitze«, die stark nach außen gerichtet ist. Die Neigung zu Osteoporose (Verminderung von Knochengewebe) ist durch die Schwäche der Nieren aufgrund des Yin-Mangels bedingt, denn die Nieren sind für den Erhalt und die Ernährung der Knochen verantwortlich.

Zur allgemeinen Harmonisierung, Entspannung und Vitalisierung

- **Milz-Meridian 6 – Zusammentreffen der drei Yin-Meridiane**
An der Unterschenkelinnenseite, vier Fingerbreit über dem inneren Knöchel liegt dieser Punkt, der umfassend vitalisiert.

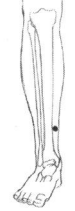

- **Magen-Meridian 36 – drei Meilen am Bein**
Dieser Punkt dient der allgemeinen Tonisierung und Vitalisierung des Körpers. Er liegt außen am Schienbein, vier Querfinger unterhalb der Kniescheibe. Die Massage von MA 36 hilft gegen Energiemangel und Müdigkeit. Nicht umsonst fassen sich chinesische Manager bei langen Verhandlungen gerne unterm Konferenztisch ans Knie.

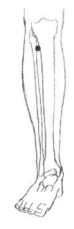

- **Lenkergefäß 20 – hundert Zusammenkünfte**
Dieser Punkt liegt oben auf dem Schädel, genau im Mittelpunkt der Verbindungslinie zwischen den Ohren. Er dient der allgemeinen Harmonisierung des Organismus. Seine Massage entspannt und löst emotionale Blockaden.

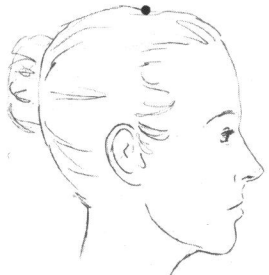

161

- **Blasen-Meridian 23 – Transportpunkt zu den Nieren**
Der Blasenmeridian hat nach Auffassung
der chinesischen Medizin eine besondere
Bedeutung für die Fortpflanzungsorgane.
BL 23 ist am Rücken, jeweils zwei Finger-
breit zu beiden Seiten der Wirbelsäule, in
Höhe zwischen dem zweiten und dritten
Lendenwirbel zu finden.

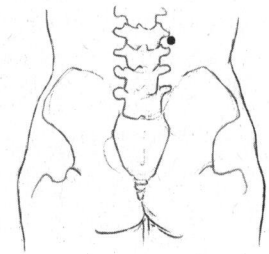

- **Leber-Meridian 2 – Reise dazwischen**
Die Behandlung dieses Punktes greift regulierend in das
Hormonsystem ein und vitalisiert. Sie finden ihn an der
»Schwimmhaut« zwischen dem großen und dem zweiten
Zeh – sowohl am linken wie am rechten Fuß.

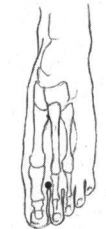

- **Nieren-Meridian 1 – sprudelnder Quell**
Auf der Fußsohle, in der Senke zwischen dem Ballen des
großen und des kleinen Zehs gelegen. Dieser Punkt vitalisiert und regeneriert.

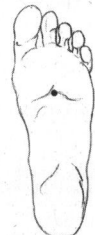

- **Nieren-Meridian 3 – großer Bach**
Dieser entspannende Punkt befindet sich an
der Fußinnenseite, zwischen dem höchsten
Punkt des Knöchels und der Achillessehne.

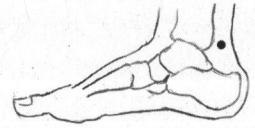

- **Konzeptionsgefäß 4 – Tor der
Ursprungsenergie**
Dieser Punkt liegt auf der Verbindungslinie
zwischen Schambein und Nabel, bei etwa
zwei Fünftel der Strecke zwischen Schambein und Nabel. Er beruhigt und harmonisiert.

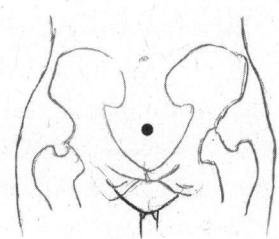

- **Konzeptionsgefäß 6 – Meer des Qi**
Vier Fingerbreit oberhalb des Schambeins, knapp unterhalb des Nabels zu finden und allgemein energetisierend.

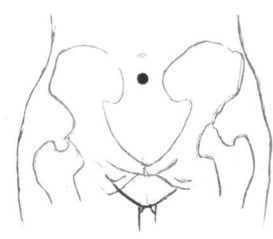

Speziell bei Reizbarkeit

- **Leber-Meridian 3 – höchste Flut**
Zwischen den Enden (zu den Zehenspitzen hin) der beiden Mittelfußknochen des großen und des zweiten Zehs gelegen.

Für innere Ruhe und Stabilität

Hier noch eine einfache Übung, die Ihnen rasch und jederzeit wieder zu mehr innerer Ruhe und emotionaler Stabilität verhilft: Nehmen Sie Ihre beiden Ohrläppchen jeweils zwischen Ihren Daumen und Ihren Zeigefinger. Dann kneten Sie die Ohrläppchen für drei bis vier Minuten kraftvoll durch. Drehen Sie dabei die Ohrläppchen auch zwischen den Fingern hin und her.

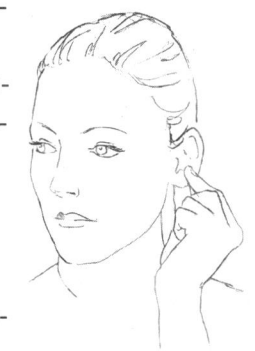

Mit dem Kneten, Drücken und Drehen aktivieren Sie Punkte auf dem unteren Ohr, die alle umgehend für Besserung Ihres psychischen Befindens und Ihrer Stimmung sorgen.

Qigong

Qigong ist eine der fünf Säulen der Traditionellen Chinesischen Medizin und bedeutet soviel wie »Arbeit am Qi«. Ziel der Qigong-Übungen ist es, das Qi (S. 156) des Körpers nach innen zu richten, dort eventuelle Ungleichgewichte auszugleichen und Spannungen abzubauen.

Grundübung zur Einstimmung: Sammlung der Körperenergie

• Sie stehen aufrecht und entspannt. Lagern Sie Ihr Gewicht gleichmäßig auf die schulterbreit auseinandergestellten Füße. Beugen Sie die Knie leicht durch, sodass Sie noch bequem stehen. Richten Sie die Wirbelsäule in einer geraden Linie auf, schieben Sie dazu das Becken nach vorne.

• Senken Sie das Kinn leicht in Richtung Brust, damit der Hinterkopf in gerader Verlängerung zum Rücken steht. Die Schultern sind entspannt und die Arme locker.

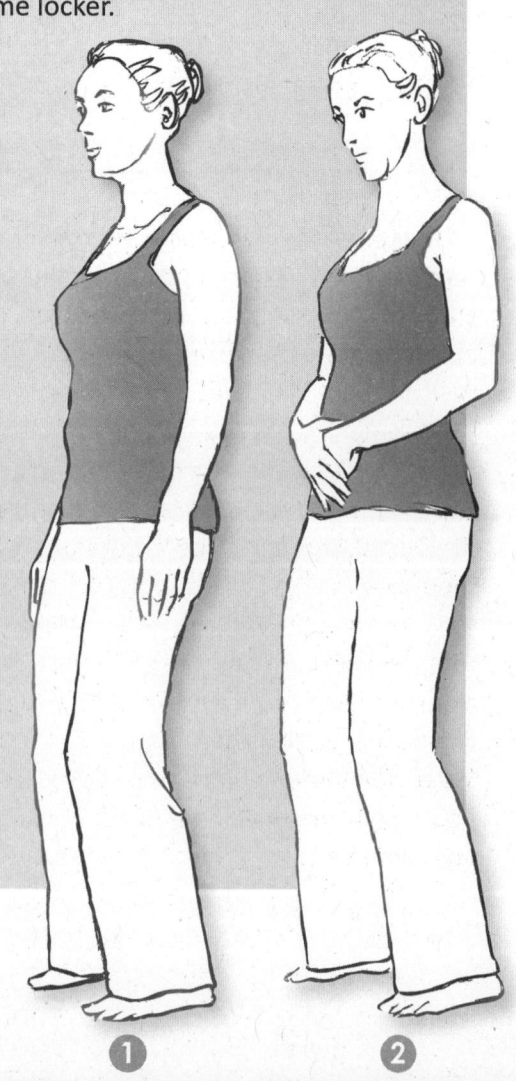

• Nun legen Sie Ihre Hände übereinander auf das »untere Dantian«, den Bereich unterhalb des Bauchnabels. Hier liegt das Energiezentrum des Körpers.

• Atmen Sie ruhig und gleichmäßig durch den Mund ein und durch die Nase wieder aus. Richten Sie Ihre Aufmerksamkeit auf den Fluss Ihres Atems und folgen Sie ihm. Sie werden bemerken, wie er Sie zur Ruhe kommen lässt. Genießen Sie für einige Minuten diesen Zustand der inneren Entspannung.

①　②

Gut beraten mit Kneipp

»Die natürlichen Reize des Lichtes und der Luft, der Wärme und des Wassers haben einen wohltuenden Einfluss auf die Lebenskraft.« Diese Worte, die der bekannte Naturmediziner Christoph Wilhelm Hufeland (1762 – 1836) einst seinen Zeitgenossen mit auf den Weg gab, gelten vor allem auch für die Wechseljahre. In dieser Phase des Umbruchs wirken viele der Kneipp'schen Anwendungen rundum wohltuend.

Nun sind Wasserbehandlungen, ob heiß oder kalt, innerlich oder äußerlich angewendet, seit Jahrtausenden bekannt, doch erst mit Sebastian Kneipp (1821 – 1897) wurde Wassertreten & Co. wissenschaftlich »salonfähig« – nicht nur in der Heilanstalt.

Elementare Medizin

Die Hydrotherapie – Behandlung mit Wasseranwendungen – macht sich den Temperaturunterschied zwischen Körper und Wasser zunutze: Die Wirkungen der verschiedenen Anwendungen beruhen auf Temperaturreizen. Trifft Wasser auf die Haut, löst es einen Reiz aus, der über die Nerven zum Gehirn geleitet und hier verarbeitet wird. Je nach Wassertemperatur und natürlich auch nach Ort und Dauer der Anwendung entfalten die hydrotherapeutischen Maßnahmen ihre Effekte: Kalte Wasserbehandlungen regen beispielsweise die Durchblutung der inneren Organe an und wirken belebend. Warme Anwendungen fördern die Durchblutung von Haut und Muskeln und entspannen. Die gesteigerte Durchblutung stärkt das Immunsystem, regt den Lymphfluss und damit die Ausscheidung von Schlacken aus dem Körper an und verbessert die Nährstoffversorgung der Zellen. Neben den thermischen Reizen werden auch die gelenkentlastenden Wirkungen von Wasser genutzt – gymnastische Übungen im nassen Element sind heute eine anerkannte Therapiemaßnahme, vor allem bei orthopädischen Erkrankungen.

KNEIPP

165

Die klassische Kneippkur

Die Kur des zu Weltruhm gelangten Pfarrers Kneipp aus dem Allgäu gilt nach wie vor als Inbegriff der Naturheilkunde: Prozeduren
mit Wasserschlauch und Gießkanne, die berühmten Wickel und
Wassertreten wurden mit Heilkräuterzubereitungen, gesunder
Ernährung und Bewegungsmaßnahmen zu einer umfassend wirksamen Kombination vereint.

Wasseranwendungen sind zweifelsohne die tragende Säule einer
Kneippkur. Diese umfasst jedoch noch weitere Behandlungen –
ganz getreu dem Vorbild der antiken »diata«, der Diätetik. Sie
ist, obwohl lange vor Beginn unserer Zeitrechnung entstanden,
erstaunlich modern, denn sie propagiert alles, was auch heute zur
Gesundheitspflege und Prävention empfohlen wird.

- **Ernährungstherapie:** Auf den Tisch kommen sollte vollwertige,
  abwechslungsreiche Kost mit wenig Fett und Zucker, dafür aber
  reichlich Obst und Gemüse, Getreide und Kartoffeln, Milch und
  Milchprodukte. Um Kaffee, Alkohol und Zigaretten sollte möglichst ein Bogen gemacht werden.
- **Bewegungstherapie:** Angesagt sind besonders Ausdauersportarten wie Wandern, Walken und Joggen sowie Radfahren und
  Schwimmen.
- **Phytotherapie:** Heilpflanzen kommen als Badezusatz, Tee, Säfte
  oder Tabletten zur Anwendung.
- **Ordnungstherapie:** Deren Maßnahmen sollen den Abbau von
  Stress und psychischen Konflikten fördern, da diese bekanntermaßen den Gesundheitszustand beeinträchtigen und Krankheiten den Weg ebnen können. Die Methoden der Ordnungstherapie umfassen zum einen Entspannungstechniken wie Yoga oder
  Autogenes Training, zum anderen Strategien zum besseren Zeit-
  management und Gesprächstherapien, bei denen gezielt mögliche Lösungsansätze für Probleme erarbeitet werden.

H$_2$O – heilsame Reize

Der Mann aus dem Allgäu konnte zwar erstaunliche Heilerfolge verzeichnen, jedoch nicht so recht begründen, worauf diese beruhen. Heute, über ein Jahrhundert nach seinem Tod, entschlüsselt die Forschung nach und nach die Wirkmechanismen des Kneipp'schen Therapiekanons.

Wasser fungiert demnach als Medium, als Mittler von Wärme- und Kältereizen. Welche Wirkungen diese auf den Körper haben, hängt davon ab, wo, wie lange, mit welcher Temperatur, wann und wie häufig er ihnen ausgesetzt ist. Darin gründet auch die Kneipp'sche Maxime, nie kaltes Wasser auf kalte Haut zu lassen. Vielmehr muss der Körper vor einer Kaltwasserbehandlung stets erwärmt werden. So wird der Kältereiz als weniger unangenehm empfunden – die Temperaturwahrnehmung gewissermaßen kurzzeitig umgepolt.

Dafür, dass wir »kalt« und »warm« fühlen, sorgen die Thermorezeptoren – kleine Fühler in der Haut, die, winzigen Thermometern gleich, Signale an das Gehirn weiterleiten. Hier werden die Impulse gesammelt und in Temperaturempfindungen übersetzt – andernfalls könnten wir den Reiz überhaupt nicht wahrnehmen. Die Antworten auf die Temperaturreize betreffen nahezu den ganzen Körper. Besonders empfänglich für Kneipp'sche Reize ist das vegetative Nervensystem – jene Schaltzentrale, die Funktionen steuert, die wir willentlich nicht beeinflussen können, wie den Herzschlag, die Atmung oder den Blutdruck. Dem vegetativen Nervensystem obliegt auch die Kontrolle über innere Organe und Blutgefäße: Nach einem Kältereiz erteilt es das Kommando an die Gefäße in der Haut, sich flugs zusammenzuziehen und sich nach Abklingen des Reizes wieder zu weiten. Dieser Vorgang kurbelt die Durchblutung an und erklärt, warum bei einem kalten Guss die Haut erst blass und danach wieder rosig wird, gefolgt von einem angenehmen Wärmegefühl. Letzteres resultiert daraus, dass die Hirnanhangsdrüse als Reaktion auf einen

als unangenehm empfundenen Kältereiz das Hormon ACTH aus-
schüttet. Dieses sorgt in der Nebennierenrinde für die Freisetzung
des Stresshormons Cortisol. In Untersuchungen zeigte sich, dass
bereits nach drei Wochen Kneippen und wiederholten Kaltwasser-
behandlungen Kältereize nicht mehr zur Ausschüttung des Stresshormons führen. Der Körper wird also gewissermaßen gegen Stress
abgehärtet – immun gemacht.

Wie erwähnt, beschränkt sich die Reaktion auf Temperaturreize
nicht nur auf die Stelle, an der kaltes oder warmes Wasser auf die
Haut trifft, vielmehr ist fast der gesamte Körper betroffen. Das liegt
daran, dass unser Organismus mit einem weitverzweigten Netz an
Nervenbahnen durchzogen ist und so die einzelnen Bereiche miteinander in Verbindung stehen. Ein kalter Guss an den Unterschenkeln
kann also durchaus für gesteigerte Durchblutung in einem anderen
Körperteil sorgen – »konsensuelle Reaktion« sagt der Wissenschaftler dazu.

So ist heute erwiesen, dass ein kalter Knieguss reflektorisch die
Durchblutung in den Händen steigert, ebenso wie ein ansteigendes
Armbad die Durchblutung in den Unterschenkeln ankurbelt. Ein
Essigwickel am linken Arm lässt die Hauttemperatur am rechten Arm
in die Höhe klettern. Warme Fußbäder stellen die Blutgefäße in der
Nasenschleimhaut weit und sorgen so dafür, dass Sie bei Schnupfen
wieder besser durchatmen können.

Vom Armbad bis zu Wechselduschen

Nachfolgend lesen Sie, welche Anwendungen aus dem
Kneipp'schen Behandlungskanon besonders gut bei Beschwerden
in den Wechseljahren helfen. Die Durchführung ist jeweils genau
beschrieben und sollte sorgfältig eingehalten werden. Achten Sie
weiterhin darauf, die Anwendungen nicht kurz vor oder nach einer
Mahlzeit oder körperlichen Anstrengungen durchzuführen.

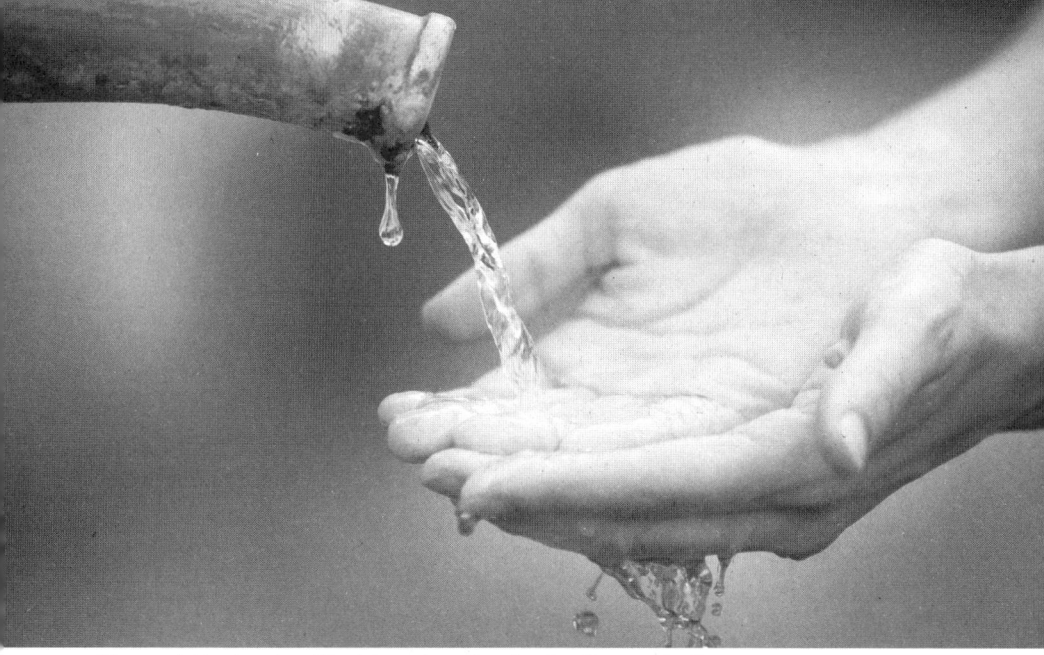

Wasser ist im besten Wortsinn eine Quelle der Gesundheit.

Kaltes Armbad

Ein kaltes Armbad bringt schnell Abhilfe, wenn Sie müde sind und sich erschöpft fühlen. Nicht umsonst wird diese Anwendung »Tasse Kaffee von Kneipp« genannt. Das kalte Armbad ist zudem gut gegen Hitzewallungen und wirkt trotz des kurzfristigen »Kältekicks« langfristig beruhigend.

Nicht anwenden dürfen Sie das kalte Armbad bei Angina pectoris, organischen Herzleiden und Gefäßkrämpfen. Sollten Kreislaufbeschwerden auftreten, brechen Sie die Anwendung ab.

So wird's gemacht:
- Legen Sie beide Arme in eine mit kaltem Wasser gefüllte Armbadewanne oder in ein Waschbecken.
- Nach spätestens zehn Sekunden nehmen Sie die Arme wieder heraus und streifen das Wasser von der Haut ab.
- Durch kräftiges Schütteln oder Kreisen der Arme erwärmen Sie diese wieder. Falls zur Hand, bürsten Sie die Arme mit einem Massagehandschuh trocken. Das kalte Armbad wird nicht wiederholt, sondern nur einmal durchgeführt.

Moorbad

Kneipp soll einst gesagt haben »Moorbäder sind kein Allheilmittel, aber 50 Heilmittel gleichzeitig« – das gilt auch und vor allem bei Wechseljahresbeschwerden. Um die heilkräftigen Wirkungen zu nutzen, genügt es, sich fertig zubereitete Moorextrakte in der Apotheke zu kaufen. Keine Angst vor schwarzen Rändern in der Badewanne: Die Moorspuren lassen sich durch klares Wasser mühelos beseitigen. Moorbäder dürfen nicht angewendet werden bei schwachem Kreislauf, niedrigem Blutdruck und Herzbeschwerden.

So wird's gemacht:
- Lassen Sie warmes Wasser (38–40 °C) in die Badewanne einlaufen, geben Sie den Moorextrakt hinein und verrühren Sie diesen gut. Halten Sie sich dabei an die Empfehlungen auf der Packung.
- Nachdem der Moorbrei gut verrührt und aufgequollen ist, legen Sie sich für zehn Minuten ins »Schwarzwasser« – nicht länger, denn diese Anwendung fordert dem Kreislauf Höchstleistungen ab.
- Nach dem Bad duschen Sie sich mit warmem Wasser sauber, trocknen sich ab und legen sich für 20 Minuten gut zugedeckt zum Nachruhen ins Bett.

Sauna

Saunieren ist rundum ideal in den Wechseljahren. Durch die Kombination von Heiß- und Kaltreizen werden die Abwehrkräfte gestärkt und der Blutdruck reguliert. Inzwischen ist nachgewiesen, dass regelmäßige Saunabesuche durch die wechselwarmen Reize die Gefäße trainieren und die Durchblutung ankurbeln. Puls und Blutdruck werden gesenkt und das Immunsystem aktiviert. Der abwehrstärkende Effekt tritt allerdings erst nach drei Monaten auf.

Auch die Seele profitiert vom Schwitzen, besonders bei Nervosität und Stress sowie bei depressiven Verstimmungen.

Bei akuten Infektionen und Erkältungen sowie bei Angina pectoris verzichten Sie bitte auf den Gang in die Sauna. Im Falle von Venenerkrankungen und Herzbeschwerden fragen Sie Ihren Arzt.

So wird's gemacht:
- Planen Sie genügend Zeit ein – zwei Stunden sollten Sie veranschlagen.
- Gehen Sie nicht hungrig (sonst besteht Kollapsgefahr), aber auch nicht mit vollem Magen in die Sauna.
- Duschen Sie vorher gründlich und trocknen Sie sich gut ab – eine trockene Haut schwitzt schneller.
- Aus medizinischer Sicht ist es besser, in der Sauna zu sitzen als zu liegen – die Kollapsgefahr beim Aufstehen ist dann geringer.
- In öffentlichen Saunen sollten Sie sich nicht nackt auf die blanken Holzdielen setzen, da sonst die Gefahr von Scheidenentzündungen durch Bakterien besteht, deshalb immer ein Handtuch unterlegen.
- Schwitzen Sie nicht zu lange – 10 bis 15 Minuten gelten als guter Richtwert, recht viel mehr ist nicht gesund.
- Der gesundheitsfördernde Effekt beruht vor allem auf dem Kältereiz nach dem Schwitzen. Deshalb sollten Sie dem Abkühlen einige Aufmerksamkeit widmen.
- Beginnen Sie mit dem Auskühlen der Atemwege an der frischen Luft. Erst danach kühlen Sie sich mit Kaltwasser durch Güsse (bitte herzfern beginnen) oder durch die Schwallbrause ab. Nachdem der Schweiß abgespült ist, können Sie sich kurz ins Tauchbecken wagen. Wer unter Bluthochdruck oder Herzbeschwerden leidet, sollte das Tauchbecken allerdings meiden, da hier der Blutdruck kurzfristig stark ansteigen kann.
- Machen Sie im Anschluss an die Kaltwasseranwendungen ein knöchelhohes, warmes Fußbad.
- Wenn Sie völlig abgekühlt sind (aber nicht bis zum Frösteln) können Sie einen zweiten Saunagang einlegen; mehr als drei sollten es jedoch nicht sein.

KNEIPP

- Nach dem Saunen müssen Sie ausreichend Flüssigkeit zu sich nehmen, um Ihren Mineralstoffhaushalt wieder auszugleichen – idealerweise durch Mineralwasser oder ungesüßte Saftschorle.

Schenkelguss

Dabei handelt es sich um eine intensive Kaltwasserbehandlung, bei der das Blut durch den Kältereiz aus dem Kopf in die Beine abgeleitet und der Blutdruck leicht gesenkt wird. Das erklärt die beruhigende und schlaffördernde Wirkung. Zudem sind kalte Güsse ein probates Mittel gegen Hitzewallungen und Schweißausbrüche sowie nicht zuletzt gegen Stimmungsschwankungen und seelische Tiefs.

So wird's gemacht:
- Stellen Sie sich in die Badewanne – sicherheitshalber auf eine Duschmatte oder einen Lattenrost – und setzen Sie den Kaltwasserstrahl am rechten Fuß an. Dann führen Sie ihn über die Außenseite des Beins hoch bis zum Po.
- Dort verweilen Sie einige Sekunden, führen den Strahl an der Innenseite des Beins wieder zurück zum Fuß und wechseln ohne Unterbrechung zum linken Fuß.
- Am linken Bein verfahren Sie ebenso und gehen dann, ebenfalls wieder ohne Pause, zur Vorderseite Ihres Körpers über.
- Hier beginnen Sie wieder am rechten Bein, gehen an dessen Vorderseite hinauf zur Leistengegend, verweilen dort für einige Sekunden und führen den Strahl an der Innenseite des rechten Beins zurück zum Fuß, wo Sie gleich auf den linken Fuß überwechseln.
- Mit dem linken Bein verfahren Sie ebenso wie mit dem rechten und gießen zum Abschluss beide Fußsohlen kurz mit kaltem Wasser ab.
- Dann streifen Sie das Wasser von der Haut ab, ziehen sich etwas Warmes an und legen sich für zehn Minuten ins Bett.

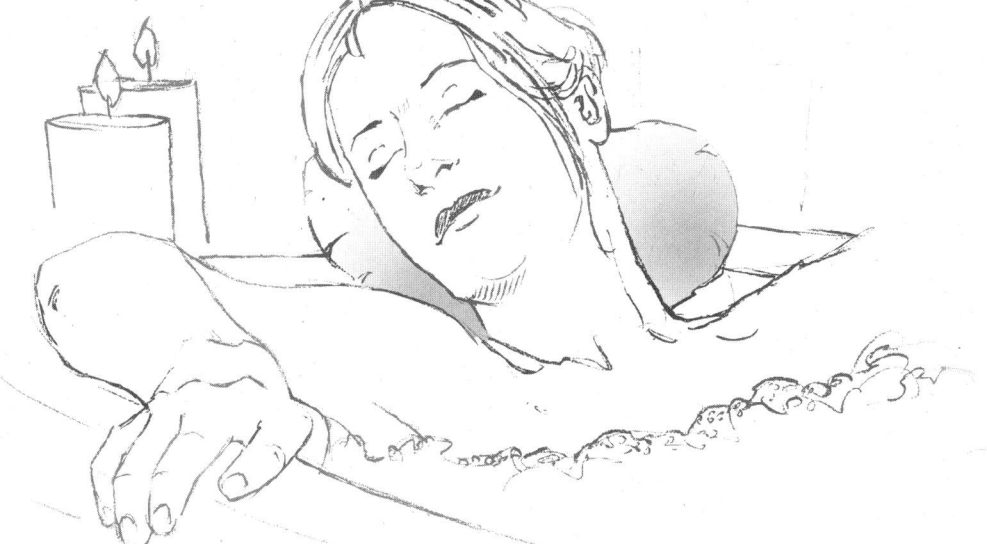

Eintauchen und abschalten. Alles andere kommt von selbst...

Vollbad

Wenn die hormonellen Kapriolen ihren Tribut durch Nervosität, innere Unruhe und Schlafprobleme fordern, dann nichts wie rein in die Wanne! Auch bei Gelenkbeschwerden ist ein Vollbad genau das Richtige.

Nicht anwenden dürfen Sie ein Vollbad bei Herz-Kreislauf-Störungen, sehr niedrigem Blutdruck, Krampfadern und anderen Venenleiden. Nach dem Essen sollten Sie darüber hinaus ein bis zwei Stunden mit den Badefreuden warten. Falls Ihnen schwindelig wird, brechen Sie das Bad umgehend ab.

So wird's gemacht:
• Lassen Sie warmes Wasser (35 – 38 °C) in die Wanne laufen und legen Sie sich hinein. Als Badezusatz eignen sich Heilkräutertees, -öle, -tinkturen oder Meersalz. Sehr angenehm sind zudem kleine Kissen zum Anlehnen des Kopfes (aus Sanitärgeschäften oder Kaufhäusern).
• Nach 10 bis maximal 15 Minuten beenden Sie das Bad und brausen sich kurz, beginnend am rechten Bein, dann am linken, weiter am rechten und linken Arm und zum Abschluss am Bauch und Rücken mit kaltem Wasser ab.

- Trocknen Sie sich gut ab und verwöhnen Sie Ihre Haut mit pflegenden Ölen oder Cremes, denn durch das Baden wird ihr Feuchtigkeit entzogen.

Waschung

Waschungen werden in der Regel mit kaltem Wasser durchgeführt. Ihr Wirkprinzip beruht darauf, den Körper mit einer feinen Wasserschicht zu umkleiden und dadurch einen milden Temperaturreiz auszulösen: Die Hautdurchblutung verstärkt sich und regt Kreislauf und Stoffwechsel an. Dennoch wirkt eine Waschung beruhigend bei Nervosität, lindert leichte depressive Verstimmungen und hilft gegen Schlafstörungen.

So wird's gemacht:
- Tauchen Sie einen Waschlappen in kaltes Wasser, drücken Sie ihn leicht aus und fahren Sie, beginnend an der rechten Hand, so fest über die Haut, dass ein leichter Wasserfilm zurückbleibt.
- Am rechten Arm entlang geht es hoch bis zu den Achselhöhlen und wieder zurück zur Hand. Am linken Arm verfahren Sie genauso.
- Dann waschen Sie Hals, Brust und Bauch und gehen zu den Beinen über, die Sie – beginnend am rechten Fußrücken – bis hinauf zum Gesäß waschen. Anschließend kommt das linke Bein an die Reihe.
- Zum Abschluss begießen Sie ihre Fußsohlen kurz mit kaltem Wasser, trocknen sich aber nicht ab, sondern ziehen sich sofort an. Zum Erwärmen etwas bewegen oder zehn Minuten gut zugedeckt ins Bett legen.

Wassertreten

Nach »Storchenart« durchs Wasser zu laufen, zählt zu den bekanntesten Verordnungen von Pfarrer Kneipp. Durch das Anheben der Füße aus dem Wasser und dem damit verbundenen Wechsel von kalt und warm wird die Durchblutung gefördert, der Wärmehaushalt des Körpers sowie der Blutdruck reguliert. Zudem ist Wassertreten eine der besten Methoden zur Abhärtung. Erfahrene Kneippisten schwören bei Schlafstörungen und nervös bedingten Beschwerden auf den Storchengang. Den können Sie nicht nur in speziellen Tretbecken der Kurbäder, sondern auch zu Hause in der Badewanne praktizieren.

So wird's gemacht:
- Füllen Sie die Badewanne zu drei Viertel mit kaltem Wasser und stapfen Sie wie ein Storch 30 bis 60 Sekunden lang im Wasser herum. Das sieht so aus, dass Sie sich an der Stelle bewegen und bei jedem »Schritt« die Beine abwechselnd über den Wasserspiegel heben.
- Anschließend trocknen Sie sich nicht ab, sondern streifen das Wasser mit den Händen von der Haut ab und ziehen sich warme Wollsocken an. Zum Erwärmen bewegen Sie sich etwas oder legen sich für zehn Minuten zugedeckt ins Bett.

Wechselduschen

Neben ihrer kreislaufanregenden und die Durchblutung steigernden Wirkung hilft diese Wasseranwendung gegen Nervosität, Schlafstörungen und depressive Verstimmungen. Darüber hinaus hat Wechselduschen einen immens stärkenden Effekt auf das Immunsystem. In einer Studie wurde nachgewiesen, dass regelmäßige wechselwarme Ganzkörperduschen wirksam vor grippalen Infekten schützen: Die täglichen Temperaturreize steigern die Durchblutung der Nasen-Rachen-Schleimhäute und stärken somit die Abwehrkräfte.

So wird's gemacht:
- Duschen Sie zunächst für zwei bis drei Minuten warm und gehen dann zu kaltem Wasser über. Führen Sie den Duschstrahl vom rechten Fuß aufwärts bis zum Po und wiederholen Sie dies am linken Bein. Danach kommt der rechte Arm und anschließend der linke an die Reihe.

KNEIPP

- Brust, Bauch und Rücken duschen Sie ebenfalls kurz kalt ab.
- Dann wiederholen Sie die Anwendung und enden mit kaltem Wasser. Trocknen Sie sich nur leicht ab und ziehen Sie sich warm an.

Wechselfußbad

Wechselfußbäder sind ideal bei Schlafstörungen, Kopfschmerzen und Nervosität. Zudem sind sie das beste Mittel gegen chronisch kalte Füße. Bei schweren Durchblutungsstörungen und Venenentzündungen sind Wechselfußbäder nicht geeignet. Im Zweifelsfall fragen Sie Ihren Arzt.

So wird's gemacht:
- Stellen Sie zwei Fußbadewannen oder große Plastikeimer in die Badewanne und einen Stuhl davor. Dann füllen Sie die eine Wanne mit kaltem Wasser (12 – 16 °C), die andere mit warmem (38 – 40 °C).
- Ihre Füße sollten im Wasser hängen und nicht bis zum Boden der Wannen reichen. Tauchen Sie zuerst beide Füße in das warme Wasser und wechseln Sie nach etwa fünf Minuten in das kalte.
- Im kalten Wasser bleiben Sie nur für etwa 30 Sekunden. Anschließend wiederholen Sie die Anwendung noch einmal.
- Nehmen Sie die Füße aus den Wannen, streifen Sie das Wasser nur von der Haut ab und ziehen Sie sich warme Wollsocken an.

Yoga statt Hormone

Nicht erst seit gestern hat Yoga das Abendland erobert. Auf ihre regelmäßigen Yoga-Übungen wollen viele Menschen längst nicht mehr verzichten – aus guten Gründen. Sowohl Körper, Geist als auch Seele profitieren in hohem Maße von Yoga: Was den Geist auf Reisen schickt und die Seele zur Ruhe bringt, regeneriert den Körper nachhaltig auf allen Ebenen.

Regelmäßig betrieben, werden durch Yoga-Übungen (Asana genannt) Muskeln, Sehnen, Bänder und Gelenke beweglicher und geschmeidiger. Zudem wird der gesamte Körper besser durchblutet, werden Muskelverspannungen gelöst, Rücken, Beine und Bauch gekräftigt. Die Übungen schulen das Körperbewusstsein und die Konzentration auf die Bewegungsabläufe bewirkt obendrein eine tiefe Entspannung. Zugleich mit dem Körper profitiert also auch die Psyche von den fernöstlichen Anwendungen: Yoga ist eine der wirksamsten Methoden zur aktiven Entspannung.

Immer mehr Menschen schätzen die umfassenden positiven Wirkungen von Yoga, gerade auch in den Wechseljahren.

YOGA

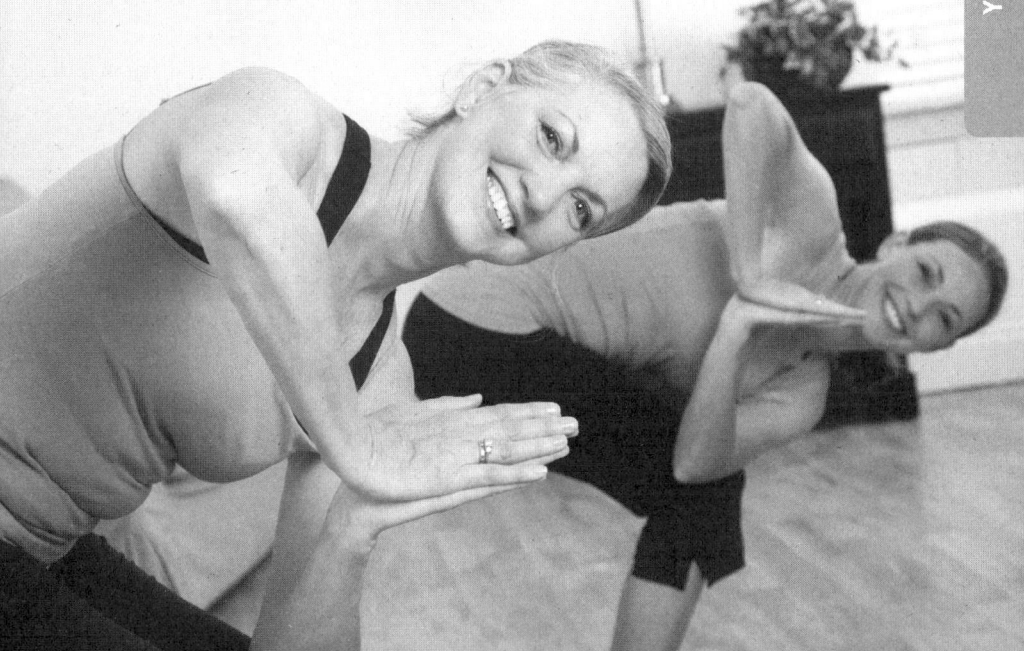

Suryanamaskar – der Sonnengruß

Der gläubige Hindu, so wollen es Brauch und Religion, verneigt sich jeden Morgen vor der Sonne und dankt für ihre lebenspendenden Strahlen. Daraus entstand Suryanamaskar, der Sonnengruß, der sich aus zwölf Bewegungen zusammensetzt. Dieser Zyklus stärkt und streckt die Muskeln, bringt den Kreislauf in Schwung, macht wach und hält fit. Und er ist eine ideale Alternative zu einem vollen Yoga-Programm, wenn Sie mal nur wenig Zeit haben.

Ein Sonnengruß-Zyklus dauert etwa zwei Minuten und sollte von einem Durchgang langsam auf sechs Durchgänge gesteigert werden. Wichtig ist, dass Sie bei allen Übungen, die gleichsam fließend ineinander übergehen, ruhig und entspannt atmen.

So wird's gemacht:

1. Gehen Sie in Ausgangsstellung: Stehen Sie dabei aufrecht, falten Sie die Hände vor dem Brustbein und lassen Sie die Füße nebeneinander gestellt. Atmen Sie entspannt ein und aus.

2. Beugen Sie sich mit ausgestreckten Armen nach hinten über. Die Beine bleiben dabei gestreckt.

3. Dann beugen Sie sich langsam nach vorne. Versuchen Sie, bei durchgedrückten Knien mit Ihren Fingerspitzen den Boden zu erreichen.

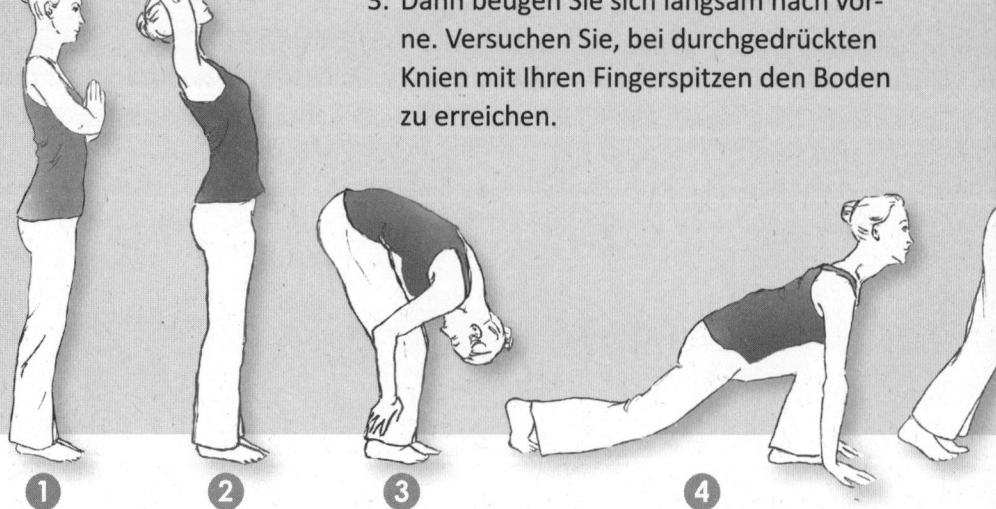

4. Nun bewegen Sie sich in Bodennähe. Dazu machen Sie einen weiten Grätschschritt nach hinten. Das rechte Bein ist dabei gestreckt, das linke angewinkelt. Ihre Hände stützen Sie vor dem abgewinkelten Bein parallel zueinander auf den Boden.

5. Sie stützen sich weiter mit den Händen auf dem Boden auf. Strecken Sie nun das eben angewinkelte Bein auch in einem Grätschschritt nach hinten aus und recken Sie Ihren Po steil nach oben. Ihr Gesicht blickt dabei in Richtung Ihrer Knie.

6. Gehen Sie nun wieder hinunter zum Boden und in Liegestützstellung.

7. Drücken Sie sich dann mit den Armen nach oben und beugen den Kopf nach hinten, sodass der Rücken etwas ins Hohlkreuz geht.

8. Gehen Sie nun wieder in Stellung 5.

9. Nun führen Sie denselben Grätschschritt wie in Schritt 4 durch. Allerdings strecken Sie jetzt das linke Bein aus und winkeln das rechte an.

10. Entfernen Sie sich wieder vom Boden und begeben Sie sich in Stellung 3. Versuchen Sie dabei wieder, bei durchgedrückten Knien mit Ihren Fingerspitzen den Boden zu erreichen.

11. Strecken Sie sich jetzt wieder nach oben aus wie in Schritt 2 und recken Sie Arme und Oberkörper weit nach hinten.

12. Beenden Sie den Sonnengruß, wie Sie ihn begonnen haben, mit der Ausgangstellung aus Schritt 1, aufrecht stehend mit vor dem Brustbein gekreuzten Händen. Bleiben Sie noch einige Atemzüge lang in dieser Stellung stehen und beginnen Sie dann den nächsten Zyklus.

YOGA

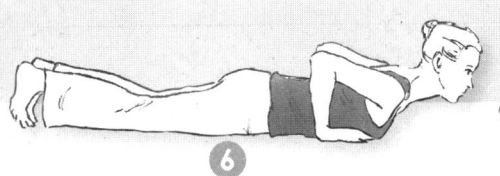

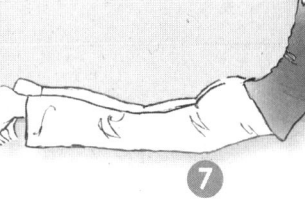

179

Uralte Tradition

Was Vitalität und Wohlbefinden rundum steigert, hat eine sehr lange Geschichte. In alten indischen Schriften aus der Zeit von 200 vor bis 400 nach Christus sind Yoga und entsprechende Übungen bereits umfassend dargestellt. Die Wurzeln des Yoga liegen im Hinduismus. Im Laufe der Jahrhunderte entwickelten sich die verschiedenen heute bekannten Yoga-Techniken. Sie verfolgen alle das gleiche Ziel: eine höhere Bewusstseinsstufe – die Erleuchtung – zu erlangen. Das gelingt, indem der »ewig unruhige Geist gezügelt« und zur Ruhe gebracht wird. Dies besagt bereits der Sanskrit-Ausdruck »yui«, von dem der Begriff Yoga abstammt und der übersetzt anspannen, zügeln und anjochen bedeutet.

Dass die Tradition des Yoga bis heute lebendig geblieben ist und international gepflegt wird, liegt nicht nur daran, dass Yoga umfassend vitalisiert und tief gehend entspannt. Darüber hinaus ist es eine überaus hilfreiche Begleitung bei der Behandlung vieler Beschwerden und in verschiedenen Lebensphasen. Die einzelnen Yoga-Stellungen haben jeweils eine tief gehende Wirkung im Körper: Sie lösen nachweislich Reaktionen im Organismus aus. Zahlreiche Studien lassen keine Zweifel mehr daran, dass Yoga-Übungen direkt auf Organe, Nervensystem, Knochen, Muskeln und Gelenke einwirken. Auch auf das fein abgestimmte Zusammenspiel der Hormone übt Yoga einen positiven Einfluss aus.

Alternative zum Hormonersatz

Bestimmte Positionen kurbeln die Hormonbildung an, indem sie gezielt jene Organe und Drüsen stimulieren, welche die Botenstoffe des Körpers produzieren – Nebennieren, Schild- und Hirnanhangsdrüse sowie bei Frauen die Eierstöcke und bei Männern die Hoden. Basierend darauf wurde von der Brasilianerin Dinah

Rodrigues in den 1990er Jahren das Hormon-Yoga entwickelt: eine Kombination aus Positionen des klassischen Hatha-Yogas mit speziellen Übungen zur Regulierung des Hormonhaushalts. Es bringt den Hormonhaushalt auf natürliche Weise wieder in sein Gleichgewicht. Zum einen kurbelt Hormon-Yoga die Bildung der Hormone an, zum anderen reguliert es deren fein abgestimmtes Zusammenspiel.

Hormon-Yoga bewährt sich inzwischen unter anderem als sanfte und dabei sehr wirksame Alternative zu den üblichen Hormonpräparaten und der umstrittenen Hormonersatztherapie (HET).

Hormon-Yoga – intensive und umfassende Wirkungen

Anders als beim üblichen Hatha-Yoga, der hierzulande bekanntesten Yoga-Form, wird Hormon-Yoga sehr dynamisch und zügig praktiziert. Bereits nach kurzer Zeit der regelmäßigen Durchführung führt dieses intensive Yoga-Training zu einer deutlichen Besserung des Befindens und der Vitalität. Zugleich kommt es zu einer umfassenden Reaktivierung und Stärkung des Hormonsystems. Im Zuge dessen werden Beschwerden durch hormonelle Veränderungen und Schwankungen spürbar gelindert und verschwinden häufig sogar vollkommen.

Hormon-Yoga ist darüber hinaus auch sehr erfolgreich bei jüngeren Frauen und Mädchen mit Menstruationsbeschwerden und anderen hormonellen Problemen.

Die Wirkungen im Einzelnen:
• Aktivierung der Hormonbildung
• Ausgleich der hormonellen Balance
• Kräftigung der Muskeln

YOGA

- Beseitigung von Muskelverspannungen und -blockaden
- Funktionsverbesserung der Geschlechtsorgane
- Anregung von Libido und Orgasmusfähigkeit
- Linderung von Wechseljahresbeschwerden
- Linderung von Menstruationsbeschwerden
- Steigerung der Fruchtbarkeit
- Tief gehende Entspannung
- Förderung der Konzentrationsfähigkeit
- Stimmungsaufhellung
- Emotionaler Ausgleich
- Besserung der Schlafqualität
- Unterstützung bei der Stressbewältigung
- Steigerung der Vitalität und Lebensfreude

Gut aufgehoben im Kurs

Am besten lernen Sie Hormon-Yoga in einem Kurs. Der Einstieg unter fachkundiger Anleitung hat den Vorteil, dass die einzelnen Stellungen richtig durchgeführt und korrigiert werden. Später können Sie die Übungen selbstständig zu Hause praktizieren. Da Hormon-Yoga sehr intensiv wirkt, gibt es einige Gegenanzeigen.

Wann Hormon-Yoga nicht infrage kommt:
- Schwangerschaft und Wochenbett (bis drei Monate nach der Entbindung)
- Hormonell bedingter Brustkrebs
- Endometriose
- Große Myome in der Gebärmutter
- Akute Entzündungen im Bauchraum (z. B. Blinddarmreizung)
- Starke Osteoporose
- Akute Herzkrankheiten
- Nach Herzoperationen
- In den ersten drei Monaten nach Operationen im Bauchraum

Wissenschaftlich geprüft

Die Wirksamkeit von Hormon-Yoga in den Wechseljahren konnte in Studien nachgewiesen werden. Eine davon hat die Begründerin der Methode, Dinah Rodrigues, selbst vorgenommen. Das Durchschnittsalter der Teilnehmerinnen lag bei 47 Jahren. Zur Kontrolle der Ergebnisse wurde bei ihnen zu Beginn ein Östradioltest durchgeführt, der anschließend alle vier Monate wiederholt wurde. Bereits nach drei Monaten Übungspraxis waren die Symptome der hormonellen Veränderungen bei allen Frauen ohne Medikamente beseitigt. Ihr Hormonspiegel erhöhte sich durchschnittlich um 254 Prozent – bei einer mittleren Übungsdauer von einer halben Stunde an 16 Tagen pro Monat. Hormon-Yoga reaktiviert aber nicht nur die Hormonerzeugung, sondern fördert auch das emotionale Gleichgewicht. So waren Reizbarkeit, emotionale Labilität, Unruhe, Stimmungsschwankungen und andere emotionale Symptome bereits nach zwei Monaten Übungspraxis verschwunden.

Entspannt in die neue Lebensphase

Viele der Beschwerden im Zuge der hormonellen Umstellung können Sie deutlich lindern, indem Sie versuchen, Stress zu reduzieren und sich regelmäßig gezielt zu entspannen. Die Möglichkeiten, sich effektiv entspannen zu lernen, sind vielfältig. Jeder muss selbst herausfinden, welche Methode ihm am besten hilft. Infrage kommen unter anderem Atemtherapie, Autogenes Training oder auch Muskelentspannungstraining nach Jacobson[3].

Autogenes Training – überlisten Sie Ihr vegetatives Nervensystem

Genau genommen müsste es Autosuggestion heißen, denn beim Autogenen Training findet statt, was biologisch prinzipiell nicht möglich ist: Atmung, Herzschlag, Blutdruck und andere Prozesse willentlich zu beeinflussen. All diese Funktionen unterliegen samt und sonders der Kontrolle des vegetativen Nervensystems. Und das agiert vollkommen autonom – soll heißen, es lässt sich nicht dreinreden. So können Sie beispielsweise nicht bewusst beschließen, dass Ihr Herz nun langsamer schlägt. Es sei denn, Sie tun, was sich der Psychologe Johannes Heinrich Schultz (1884 – 1970) ausdachte: Sie gehen einen Umweg über das Gehirn. Auf diese Weise lassen sich körperliche Vorgänge beeinflussen: indem Nervenimpulse den Spannungszustand der Muskeln verändern. Eine Kaskade von Reaktionen sorgt ausgehend von den grauen Zellen im Oberstübchen dafür, dass körperliche Funktionen wie Atmung oder Verdauungstätigkeiten entspannter ablaufen. Das vegetative Nervensystem wird also gewissermaßen ausgetrickst.

Bis das klappt, bedarf es allerdings einiger Übung. Rund zehn Sitzungen zu Anfang und dann dreimal täglich einige Minuten, so

---

3) Angeleitete Entspannungsmethoden – unter ihnen das Autogene Training und die Progressive Muskelentspannung nach Jacobson – finden sich in der »Anti-Stress-Box« (5 CDs) von Doris Kirch (Mankau Verlag, ISBN 978-3-938396-40-7).

raten Experten, ermöglichen es, dem vegetativen Nervensystem vorübergehend das Kommando abzunehmen und den getriebenen Körper wieder zur Ruhe zu bringen.

Die Methode von Schultz ist heute international zur wirksamen Behandlung zahlreicher Beschwerden anerkannt. In fast tausend Studien konnte die umfassende Wirksamkeit des Autogenen Trainings nachgewiesen werden. Außer zur besseren Entspannung, um mehr Lebensqualität zu gewinnen, helfen Schultzens Ruheformeln bei vielen körperlichen und psychischen Krankheiten.

Auf der Liste der Heilanzeigen stehen neben Beschwerden in den Wechseljahren auch Schmerz- und Angstzustände, leichte bis mittelschwere Depressionen und Spannungskopfschmerzen. Autogenes Training lindert zudem rheumatische Beschwerden, Asthma sowie Neurodermitis und wirkt sich positiv auf Bluthochdruck aus.

Grundübung zum Einstieg

Anbei einige Übungen, die Sie mal ausprobieren können. Dabei ist es wichtig, sich ausschließlich auf den eigenen Körper zu konzentrieren. Sie liegen dazu auf dem Rücken oder sitzen bequem auf einem Stuhl und stellen sich ein bestimmtes Körpergefühl vor – beispielsweise »mein linkes Bein wird ganz schwer«. Nach einiger Zeit der Konzentration auf dieses Gefühl empfinden Sie es dann tatsächlich: Ihr Körper hat reagiert. Auf diese Weise können Sie eine Muskelentspannung am ganzen Körper herbeiführen, die meist als Wärme und Schwere erlebt wird und die Herzschlag, Atmung und Organfunktionen positiv beeinflusst.

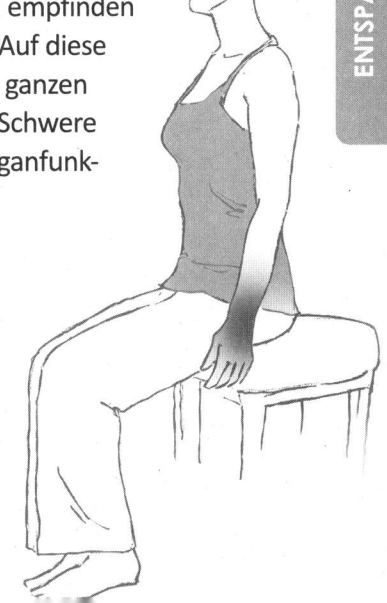

- **Schwereübung**
  Zunächst konzentrieren Sie sich auf einen bestimmten Körperteil, einen Arm oder

ein Bein. Ihre Formel könnte lauten: »Mein Arm ist ganz schwer.«
Diese Schwere dehnen Sie dann nach und nach auf andere Körper-
teile und schließlich auf den gesamten Körper aus.

- **Wärmeübung**
  Wie bei der Schwereübung stellen Sie sich vor, dass ein bestimmter Körperteil sich ganz warm anfühlt. Diese wohltuende Wärme
  verbreiten Sie nach und nach über den ganzen Körper.

- **Atemübung**
  Ihre Formel lautet: »Mein Atem ist ganz ruhig. Ich selbst bin ganz
  ruhig.«

- **Bauchübung**
  Richten Sie Ihre Konzentration nun auf den Oberbauch, dabei wird
  Wärme in diesen Bereich des Körpers geleitet.

- **Herzübung**
  Durch die Konzentration auf den Takt Ihres eigenen Herzschlags
  wird dieser gleichmäßig und ruhig.

Um binnen weniger Minuten in den gewünschten Entspannungs-
zustand zu kommen, bedarf es einiger Übung. Aus diesem Grund
sollten Sie die Technik unter professioneller Regie im Rahmen
eines Kurses erlernen. Volkshochschulen bieten beispielsweise solche Veranstaltungen an, die meist recht gut und dabei nicht teuer
sind.

Sind Sie bei einem Arzt oder Psychotherapeuten in Behandlung,
der eine Zusatzausbildung für Autogenes Training besitzt, dann
kann die Anleitung mit der Krankenversicherung abgerechnet
werden. Ebenso bieten inzwischen zahlreiche Krankenkassen im
Rahmen ihrer Gesundheitsvorsorge eigene Kurse für Autogenes
Training an.

Fern aller belastenden Gedanken

Der Begriff »Meditation« kommt aus dem Lateinischen und bedeutet »zur Mitte kommen«. Das bewirkt zweifelsohne auch eine körperliche Entspannung, ist aber – im Gegensatz zu Entspannungstechniken – nicht das eigentliche Ziel. Anliegen der Meditation ist vielmehr das »Loslösen« vom Körper, indem ein Zustand gedanklicher Leere angestrebt wird: jenseits des Denkens, reines Bewusstsein ohne Inhalt. Dieser Bewusstseinszustand hat umfassende Wirkungen, denn Meditation stärkt das Selbstwertgefühl, fördert die innere Ruhe und Gelassenheit im Alltag. So können beispielsweise depressive Patienten durch Meditation aus ihren negativen Gedanken herausfinden. Auch Ängste und Suchtprobleme werden durch Meditationen positiv beeinflusst. Allerdings nur, wenn regelmäßig geübt wird – 30 Minuten täglich sollten es schon sein. Dazu hier einer der Klassiker zur inneren Einkehr: Setzen Sie sich auf ein nicht zu weiches Kissen und überkreuzen Sie die Beine wie im »Schneidersitz«. Der Rücken ist gerade und aufrecht, die Hände ruhen auf den Knien, Daumen und Zeigefinger können einander berühren. Ihr Atem geht leicht. Die Augen sind nicht geschlossen, die Lider nur leicht herabgesunken. Richten Sie Ihren Blick auf einen Gegenstand in der Nähe oder auf den Boden. Ihre innere Konzentration verharrt auf der Region unterhalb des Bauchnabels. Versuchen Sie, aufkommende Gefühle und Gedanken nicht zu beachten. Falls Ihre Aufmerksamkeit abschweift, lenken Sie sie wieder auf die Region unter dem Bauchnabel. So bleiben Sie etwa fünf Minuten sitzen. Dann lösen Sie die Aufmerksamkeit auf Ihr Inneres wieder, atmen einige Male tief ein und aus und erheben sich.

Progressive Muskelentspannung – relaxen Sie aktiv

Die Methode der Progressiven Muskelentspannung oder Muskelrelaxation geht auf den amerikanischen Physiologen Edmund Jacobson (1885–1976) zurück. Dieser kam bereits vor 90 Jahren zu dem Schluss, dass sich anhaltender Stress negativ auf die Gesundheit auswirkt. Die dauerhafte Ausschüttung von Stresshormonen lässt die Muskeln nach und nach verspannen. Gezieltes Anspannen und abruptes Entspannen bestimmter Muskelgruppen könne daher eine tief gehende »Relaxation« bewirken, so die Überlegung Jacobsons. Ein einfaches Prinzip, das auch tatsächlich funktioniert: Die kräftige Anspannung führt zur verstärkten Durchblutung des Muskels. In der Entspannungsphase empfindet man das als angenehme Wärme. Sie durchströmt den Körper und bewirkt Entspannung rundum. Wie wirkungsvoll der Wechsel von An- und Entspannung ist, zeigen wissenschaftliche Untersuchungen: Zahlreiche Studien weltweit bestätigen die positiven Effekte dessen, was sich der Physiologe einst ausdachte.

Muskelrelaxation gilt heute als sehr wirksame Behandlungsmethode bei zahlreichen Beschwerden. Angstzustände, Nervosität und Schlafstörungen lassen sich nachhaltig verbessern, ebenso wie Schmerzkrankheiten und rheumatische Beschwerden, Fibromyalgie und eben auch Wechseljahresbeschwerden. Selbst zur Linderung der Nebenwirkungen von Chemotherapien bewährt sich das Verfahren. Wie übrigens auch für Gesunde und ganz generell im Alltag: Wer gelernt hat, sich progressiv zu entspannen, ist für stressige Situationen besser gewappnet und schnell wieder relaxed – ob im Bus, in der Konferenz oder beim Streit mit dem Partner. Mit den Muskeln können Sie überall und jederzeit spielen, ohne dass Ihr Gegenüber etwas davon bemerkt.

Jacobsons Muskelspiele sind schnell und einfach zu erlernen – allerdings am besten unter fachkundiger Anleitung. Entsprechende

Kurse werden von Bewegungstherapeuten, Psychologen, Ärzten oder Sportlehrern angeboten. Auch viele Kliniken haben die Muskelrelaxation in ihren Behandlungskanon aufgenommen.

Für zu Hause empfehlen sich Kassetten, CDs und DVDs. Um von den Wirkungen der Muskelrelaxation zu profitieren, sollten dreimal wöchentlich 30 Minuten investiert werden. Nur so lernen die Muskeln, sich schnell und effektiv zu entspannen.

Grundübung zum Einstieg

Das Grundprinzip der Übungen besteht darin, eine Muskelgruppe zunächst kräftig anzuspannen und danach wieder zu entspannen. Normalerweise beginnen die Übungen mit den Muskeln einer Hand. Danach sind die Muskelpartien des Oberarmes dran. Nach und nach schreiten die Übungen dann über alle Muskelgruppen des Körpers voran – daher auch die Bezeichnung »progressiv«, voranschreitend.

So wird's gemacht:
- Setzen Sie sich bequem auf einen Stuhl, der Rücken ist angelehnt, die Füße stehen fest auf dem Boden. Schließen Sie nun die Augen und legen Sie die Hände locker auf die Oberschenkel. Ballen Sie die rechte Hand zur Faust, bis Sie die Muskeln deutlich spüren, jedoch ohne zu verkrampfen. Halten Sie die Spannung etwa fünf bis zehn Sekunden. Ertasten Sie mit der anderen Hand die gespannten Muskeln an Faust und Unterarm.
- Beim nächsten Atemzug lösen Sie die Spannung, öffnen die Faust und lassen den Arm für 30 Sekunden ruhig liegen. Achten Sie auf den Unterschied zwischen der Anspannung vorher und der Entspannung jetzt und bleiben Sie mit Ihrer inneren Aufmerksamkeit bei den Muskeln, die Sie gerade angespannt hatten. Ertasten Sie die lockeren Muskeln und spüren Sie ihre entspannte Weichheit.

189

Atemübungen

In stressigen Situationen »bleibt uns die Luft weg« und oftmals keine Zeit zum »Luftschnappen«. Aus solchen Redewendungen geht hervor, wie eng Atmung und geistig-seelische Verfassung miteinander verbunden sind. Das ist nur logisch, denn falsches, vor allem zu flaches Atmen kann zu einer Unterversorgung mit Sauerstoff führen, was Muskeln und Organe, vor allem aber das Gehirn, in ihrer Leistungsfähigkeit deutlich einschränkt. Bei der Atemtherapie werden diese Defizite ausgeglichen: Sie lernen, auch in belastenden Situationen kontrolliert und richtig zu atmen. Schließlich wird das Atmen über unser vegetatives Nervensystem gesteuert. Umgekehrt können wir auch das vegetative Nervensystem über die Atmung beeinflussen und harmonisieren: Sie können Ihre Atemtechnik so verfeinern, dass sich die Sauerstoffversorgung des Körpers spürbar verbessert.

So trainieren Sie Ihre Zwerchfellatmung

Das Zwerchfell ist ein wesentlicher Teil der Atemmuskulatur. Wenn Sie einmal richtig tief einatmen, merken Sie das deutlich: Das Zwerchfell wölbt sich nach unten und der Bauch wird nach vorne gedrückt.

So wird's gemacht:
- Stehen Sie aufrecht mit geschlossenen Füßen, die Arme hängen dabei locker herab.
- Jetzt stellen Sie sich vor, Ihr Bauch wäre ein Blasebalg, der die Luft durch die Luftröhre bläst.
- Atmen Sie ein und blähen Sie den »Blasebalg« so richtig auf.
- Dann drücken Sie die Luft mit dem Blasebalg wieder aus der Lunge hinaus.
- Legen Sie dabei die Hände auf den Bauch und spüren Sie dem Heben und Senken während des Atmens nach.
- Nach wenigen Minuten verspüren Sie eine tiefe Entspannung und Ihr Körper ist wieder mit Sauerstoff aufgetankt.

Von Brust- und Bauchatmung

Das »richtige Atmen« haben viele verlernt, denn normalerweise praktizieren wir eine Kombination aus Brust- und Bauchatmung.

Bei der Bauchatmung verlagert sich beim Einatmen das Zwerchfell nach unten und vergrößert den Brustraum. Alle Lungenbläschen füllen sich mit Luft und der Bauch dehnt sich deutlich sichtbar nach außen. Das Ausatmen bringt das Zwerchfell wieder nach oben in seine Ausgangsposition zurück. Bei der Brustatmung hebt und senkt sich dagegen nur der Brustkorb und die Lungen werden lediglich im oberen Teil mit Luft gefüllt.

So wird's gemacht:
- Legen Sie sich auf den Rücken und schieben Sie ein kleines Kissen unter den Nacken, damit sich Wirbelsäule und Brustkorb entspannen können. Wenn Ihre Bauchmuskulatur etwas verspannt ist, winkeln Sie beide Beine etwas an oder legen sich ein Kissen unter die Kniekehlen.
- Ihre Hände legen Sie entspannt und locker in der Nabelgegend auf den Bauch.
- Richten Sie Ihre Konzentration nun auf die Zwerchfellgegend und den Bauch. Spüren Sie, wie sie sich heben und senken.
- Atmen Sie zuerst kräftig durch die Nase aus und warten Sie einen Moment mit dem Einatmen, bis der Körper danach verlangt. Atmen Sie dann in einem Zug durch die Nase ein und gehen Sie anschließend gleich ins Ausatmen über.
- Auf diese Weise atmen Sie 20-mal ein und aus. Versuchen Sie, diese Übung zwei- bis dreimal täglich für fünf Minuten durchzuführen. Wenn es Ihnen anfangs beim Üben etwas schwindlig wird, reduzieren Sie die Anzahl der Atemzüge, bis Sie sich an diesen Rhythmus des Luftholens gewöhnt haben.

ENTSPANNUNG

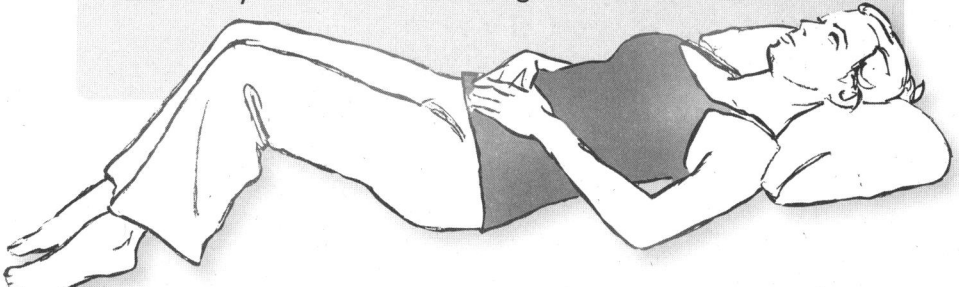

Pranayama

Hierbei handelt es sich um eine einfache Atemübung aus dem
Yoga. Sie entspannt ungemein und ist ideal, wenn Sie zwischendurch
einen »toten Punkt« haben und schnell wieder fit werden wollen.
Übrigens hilft Pranayama auch gegen Kopfschmerzen – greifen Sie
also erst mal an die Nase, statt gleich zur Tablette.

So wird's gemacht:

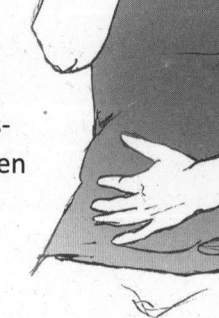

- Setzen Sie sich bequem auf einen Stuhl oder im Schneidersitz auf
  den Boden und atmen Sie mehrmals hintereinander ruhig ein und
  aus. Versuchen Sie, Kopf und Rücken möglichst gerade zu halten –
  Kopf, Schultern und Hüften sollten eine Linie bilden
  – und legen Sie Ihre linke Hand vor den Bauch.
- Nun verschließen Sie mit dem rechten Daumen
  das rechte Nasenloch und atmen langsam durch
  das linke Nasenloch ein. Wenn Sie eingeatmet
  haben, verschließen Sie das linke Nasenloch mit
  Ihrem Ringfinger, öffnen das rechte wieder
  und atmen langsam aus.
- Atmen Sie nun wieder durch das rechte Nasenloch ein. Wenn Sie eingeatmet haben,
  verschließen Sie mit dem Daumen das
  rechte Nasenloch, öffnen das linke und
  atmen durch dieses aus.
- Diesen Zyklus – links einatmen, rechts ausatmen und rechts einatmen, links ausatmen
  – wiederholen Sie insgesamt viermal.

Die Essenzen von Dr. Bach

Der englische Arzt Dr. Edward Bach (1886–1936) entwickelte ein Behandlungskonzept, das auf 38 Blütenessenzen basiert. Die Essenzen sollen seelisch-geistige Zustände regulieren und den Gemütszustand verbessern, ideal auch dann, wenn die Psyche in den hormonellen Turbulenzen der Wechseljahre ins Trudeln gerät.

Die Anwendung der Bach-Blüten ist einfach: Sie suchen sich maximal fünf verschiedene Blüten aus und lassen sich in der Apotheke eine Mischung daraus zusammenstellen. Davon nehmen Sie viermal täglich vier Tropfen ein, die Sie auf die Zunge träufeln. Mindestens zehn Minuten davor und danach sollten Sie nichts essen oder trinken. Das Fläschchen lässt sich überallhin mitnehmen, sodass die regelmäßige Einnahme keine Probleme bereiten dürfte.

Folgende Bach-Blüten wirken aufmunternd, beruhigend und lindern depressive Verstimmungen:

- **Elm:** Für jene, die das Gefühl haben, den täglichen Anforderungen nicht mehr gewachsen zu sein, die sich körperlich wie geistig ausgelaugt fühlen und »nicht mehr können«.
- **Gentian:** Für eher pessimistische Menschen, die sich schnell entmutigen lassen und negative Denkmuster haben.
- **Gorse:** Für jene, die sich mitunter kaum noch aufraffen können.
- **Mustard**: Bei Antriebslosigkeit und mangelndem Interesse an der Umwelt.
- **Olive:** Bei chronischer Müdigkeit und mangelnder Energie.
- **Rescue-Tropfen:** Notfalltropfen (Rescue), die in allen Krisen schnell helfen. Die Tropfen sind nicht für die regelmäßige Einnahme gedacht, sondern wirklich nur für außergewöhnliche Situationen, die mit großer Angst und Aufregung verbunden sind. Die Rescue-Tropfen setzen sich aus fünf Essenzen zusammen: Star of Bethlehem, Cherry Plum, Impatiens, Rock Rose und Clematis. Bei Bedarf vier Tropfen in ein Glas Wasser geben und dieses langsam austrinken.

Mit Homöopathie glätten sich die hormonellen Wogen

Sie darf im Reigen alternativer Behandlungsmethoden keinesfalls fehlen: die Homöopathie. Zu ihren Domänen zählt auch die nachhaltige Besserung gesundheitlicher Beeinträchtigungen in den Wechseljahren.

Ein revolutionäres Konzept

Dr. Christian Friedrich Samuel Hahnemann (1755 – 1843) legte das Fundament für die Homöopathie: Bis heute basiert die gesamte homöopathische Praxis auf der Arzneimittellehre des Arztes aus Meißen. Die Geburtsstunde der Homöopathie schlug mit dem Chinarindenversuch im Jahr 1790. Er gab den entscheidenden Impuls zur Entwicklung dieser Heilmethode, die zu einem neuen Verständnis von Gesundheit und Krankheit geführt hat. Der Chinarindenversuch zeigte nämlich, dass ein Mittel, das bei einem Gesunden bestimmte Symptome hervorruft, genau diese heilen kann. Aufgrund dieser Tatsache postulierte Hahnemann schließlich den Grundsatz der Homöopathie, das Ähnlichkeitsprinzip: »Similia similibus curantur« (Ähnliches wird mit Ähnlichem geheilt).

Eine revolutionäre Erkenntnis, die alle bisher gültigen medizinischen Grundsätze ad absurdum führte. Denn bislang war man in der Medizin der Überzeugung, dass zur Behandlung einer Erkrankung ein Mittel notwendig sei, das deren Symptome beseitige. Die homöopathische Lehre hingegen verordnet Substanzen tierischer, pflanzlicher und mineralischer Herkunft in stark verdünnter und verschüttelter (potenzierter) Form, die beim Gesunden ein ähnliches Krankheitsbild hervorrufen, sofern dieser das Mittel oft genug einnimmt. Das verabreichte Arzneimittel soll nicht primär die Krankheit und deren Symptome bekämpfen, sondern die körpereigene Abwehr steigern und die Selbstheilungskräfte aktivieren. Auf diese Weise wird der Organismus dabei unterstützt, die Erkrankung aus eigener Kraft zu überwinden.

Weniger hilft mehr

Das Erstaunlichste an der Homöopathie sind ihre Arzneimittel. Sie funktionieren nach der paradoxen Regel: je verdünnter, desto wirksamer. Die Ausgangssubstanz, Urtinktur genannt, wird verdünnt und nochmals verdünnt. Zwischen jedem einzelnen Verdünnungsschritt wird die Lösung kräftig geschüttelt. Der Clou an der Sache: Einfach nur gerührt würde keine Potenz mit medizinischer Wirkung entstehen – lediglich eine simple Verdünnung. Die genau festgelegten Schüttelschläge indessen verstärken die Wirkung. Bei Hochpotenzen ab C30 / D30 ist der Verdünnungsgrad so hoch, als wäre eine Kopfschmerztablette im Atlantik aufgelöst worden. Von der Ausgangssubstanz lässt sich in diesen Mitteln kein einziges Molekül mehr nachweisen. Darauf kommt es auch nicht an, sondern auf die

Die Potenzierung

Alle homöopathischen Medikamente sind nach ein und demselben bewährten alten Prinzip von Hahnemann hergestellt: der Potenzierung, dem Verstärken der Wirkung durch Verdünnen. Dazu wird die Grundsubstanz eines Mittels mit Lösungsmitteln wie Alkohol, destilliertem Wasser, Glycerin oder Milchzucker mehrmals um den Faktor zehn (D-Potenzen) oder hundert (C-Potenzen) verdünnt. Für eine D-Potenz wird also ein Tropfen der Ursubstanz mit neun Tropfen Lösungsmittel vermischt. Diese Mixtur erhält zehn Schüttelschläge, das Ergebnis ist die Potenz D1. Dieser wird ein Tropfen entnommen, wieder mit neun Tropfen Lösungsmittel verdünnt und erneut zehnmal geschüttelt, wodurch man bei der Potenz D2 angelangt ist. Auf diese Weise geht es weiter, bis zu Potenzen wie D6 oder D12, die sich zur Selbstmedikation eignen.

HOMÖOPATHIE

195

heilende Energie, die aus der Urtinktur auf das Lösungsmittel über-
tragen wird – mit zunehmender Verdünnung immer unverfälschter.
So postulierte es Hahnemann einst und so gilt es bis heute: Die
Information der Wirkung ist in energetischer Form im Arzneimittel
gespeichert.

Heilsame Reize

Rund 2.000 Substanzen pflanzlichen, tierischen, mineralischen
oder menschlichen Ursprungs verwendet die Homöopathie. Sie alle
eint eine Aufgabe: dem Organismus einen Impuls zu geben, der ihn
dazu bringt, seine Selbstheilungskräfte zu mobilisieren. Aus Sicht der
Homöopathie ist die Ursache einer Krankheit die gestörte Selbstregulation des Körpers. Ein minimaler Reiz durch ein homöopathisches
Mittel kann ihn wieder ins Gleichgewicht bringen.

Dabei berücksichtigt der Homöopath stets die Wechselwirkungen
von Seele, Geist und Körper, weshalb nicht nur akute Symptome
eine Rolle spielen, sondern auch Wesensart und Veranlagung,
Lebensumstände und Krankheits- wie Familiengeschichte des Patienten. Das alles muss vor der Behandlung in einer Erstanamnese
geklärt werden – was einige Stunden dauern kann, dem Homöopathen jedoch wichtige Hinweise für die Mittelwahl gibt. Die eigentliche Kunst besteht darin, das ähnlichste Mittel zu finden, dessen
Arzneimittelbild folglich am besten zum gesamten Beschwerde- und
Zustandsbild des Patienten passt.

Homöopathie bei Beschwerden in
den Wechseljahren

Die selbstständige Behandlung widerspricht im Grunde genommen
den Regeln der Klassischen Homöopathie. Der Grund: Letztere legt
ihr Hauptaugenmerk auf die Faktoren, welche die Lebenskraft des

Patienten gestört und so das Auftreten der Beschwerden ermöglicht haben – diese eigentlichen Ursachen herauszufinden, ist Aufgabe eines erfahrenen Homöopathen. Dennoch sind im Anschluss einige homöopathische Mittel genannt, die Sie problemlos auch eigenständig einsetzen können.

Die genannten – sowie alle anderen homöopathischen Mittel – erhalten Sie rezeptfrei in der Apotheke. Während der Einnahme sollten Sie Kaffee- und Nikotingenuss einschränken, da beides die Wirkung homöopathischer Mittel beeinträchtigen kann. Auch bezüglich Alkohol und ätherischer Öle – vor allem Menthol und Kampher – empfiehlt es sich, zurückhaltend zu sein.

Bedenken Sie bitte auch, dass es entsprechend dem homöopathischen Konzept nach Therapiebeginn zu einer vorübergehenden Verschlimmerung der Beschwerden kommen kann. Diese so genannte Erstverschlimmerung ist eine mögliche Reaktion des Körpers und zeigt an, dass die Selbstheilungskräfte aktiv werden.

Bewährte Mittel bei Wechseljahresbeschwerden

Bei Beschwerden während des Klimakteriums kommen vor allem folgende Mittel zur Anwendung, die sich immer wieder bei der Behandlung typischer Wechseljahresbeschwerden als hilfreich erwiesen haben. Von den genannten Mitteln suchen Sie sich das aus, welches Ihren Symptomen am ähnlichsten ist. Davon nehmen Sie jeweils zwei- oder dreimal täglich fünf Globuli. Sollte keines der folgenden Mittel zu Ihren Beschwerden passen, dann suchen Sie bitte einen niedergelassenen Homöopathen auf.

- **Aristolochia (D6) – Gemeine Osterluzei**
  Starke Reizbarkeit vor, während oder nach den Menses, dabei untröstlich, aber keine Verschlimmerung durch Trost. Verbesserung an der frischen Luft (obwohl verfroren), durch Bewegung und nach

197

Einsetzen der Menstruation. Die Stimmungen sind oft extrem, zum Teil besteht Abneigung gegen sich selbst. Typisch sind Schlafstörungen oder unruhiger Schlaf sowie Hitzewallungen mit Schweiß und unstillbarer Hunger. Oft besteht das Gefühl, eingeengt oder behindert zu sein. Diffuse Kopfschmerzen morgens nach dem Aufstehen und schlecht heilende Wunden. Viele Beschwerden sind auf der rechten Seite.

- **Acidum sulfuricum (D12) – Schwefelsäure**
Permanente Eile und das Gefühl, alles gehe zu langsam, was zornig macht. Sie fangen viel an, ohne es zu Ende zu bringen. Hitzewallungen, gefolgt von Zittern oder kaltem Schweiß. Sie sind sehr verfroren. Typisch sind scharfe oder fadenziehende Ausscheidungen. Neigung zu blauen Flecken. Sie vertragen keinen Rauch und sind geruchsempfindlich.

- **Calcium carbonicum (D6) – Kalziumkarbonat**
Sie sind eher etwas langsam und bewegen sich nicht gerne, sind bodenständig und fahren am liebsten immer an den gleichen Urlaubsort. Sie sind ängstlich, sehr kälteempfindlich und leicht erkältet. Der Schweiß riecht säuerlich und tritt besonders an Kopf und Nacken auf. Großes Verlangen nach Süßigkeiten und Abneigung gegen Milch. Essen ist Ihnen sehr wichtig. Die Menses sind typischerweise zu stark, zu lang und verfrüht.

- **Cimifuga racemosa (D6) – Traubensilberkerze**
Zahlreiche Beschwerden in Verbindung mit der Menstruation oder den Wechseljahren, die umso schlimmer sind, je stärker die Menstruation ausfällt. Typisch ist die Furcht, verrückt zu werden, die vor allem während der Menses oder im Klimakterium auftritt. Viel Seufzen und Reizbarkeit, aber auch Traurigkeit, gefolgt von Schlafstörungen. Auch Geschwätzigkeit gehört zum Mittel, wobei Sie von einem Thema zum nächsten springen. Sie sind sehr verfroren.

- **Graphites (D6) – Graphit**
Ein Mittel für unentschlossene, furchtsame Menschen mit wenig
Selbstvertrauen, die voller Zweifel sind – die geborenen Pessi-
misten. Graphites-Frauen sind sehr fürsorglich und daher oft in
Pflegeberufen anzutreffen. Verletzungen heilen schlecht, wobei
Risse und Fissuren typisch sind. Sorgen, vor allem um die Familie,
hindern am Einschlafen. Sie müssen Ihren Gefühlen Luft machen,
Weinen tut gut.

- **Lachesis (D12) – Buschmeisterschlange**
Wichtiges Mittel für die Wechseljahre. Sie stehen ständig unter
Dampf, brauchen ein Ventil. Sämtliche Beschwerden, die häufig auf
der linken Seite beginnen, bessern sich durch Absonderungen wie
Schweiß oder die Menstruation. Sie sind willensstark, streitsüchtig
und auf den eigenen Vorteil bedacht und äußerst eifersüchtig. Sexualität spielt eine tragende Rolle in Ihrem Leben. Sie sind beredt
und geistreich, aber auch leidenschaftlich. Als Nachtmensch geht
es Ihnen morgens schlechter. Typisch sind Hitzewallungen und
Stauungshitze. Ihre körperliche Schwachstelle ist der Hals.

- **Pulsatilla (D6) – Küchenschelle**
Zentrales Mittel bei Beschwerden durch hormonelle Veränderungen. Pulsatilla-Frauen sind sehr fürsorglich, liebevoll, sanft und
nachgiebig. Die Tränen fließen schnell, wobei Trost guttut. Sie
fühlen sich leicht gekränkt und von aller Welt verlassen. Typisch
sind wechselnde Symptome. Obwohl verfroren, besteht Abneigung
gegen warme stickige Räume. Alle Absonderungen sind mild und
gelb oder grünlich. Sie vertragen keine fetten Speisen. Neigung zu
Krampfadern sowie Schlaflosigkeit aus Sorge um die Lieben sind
keine Seltenheit. Sie müssen sich zum Trinken zwingen.

- **Sepia (D12) – Tintenfisch**
Sepia-Frauen sind eher mürrisch und unnahbar, die Familie wird
ihnen schnell zu viel und sie haben das Bedürfnis, dem Alltagstrott

HOMÖOPATHIE

199

zu entfliehen. Ausgeprägtes Verlangen, allein zu sein, sich den familiären Verpflichtungen zu entziehen. Mitunter auch Abneigung gegen Sex, der häufig nicht als befriedigend empfunden wird. Intensive Bewegung tut dagegen gut. Typisch sind Senkungsbeschwerden im Bereich der Gebärmutter. Sie sind verfroren, schwitzen aber stark.

- **Sanguinaria (D6) – Kanadische Blutwurz**
Ein Mittel für warmblütige Frauen mit überwiegend rechtsseitigen Beschwerden. Hervorstechend sind die glühende Hitze und die Wallungen zum Kopf, welche zu migräneartigen Schmerzen über dem rechten Auge führen können. Sie sind geräuschempfindlich: Geräusche machen Sie nervös. Typisch sind auch rechtsseitige Schulterschmerzen mit Verschlechterung nachts oder durch Heben des Arms.

Ayurveda – das Wissen vom Leben fürs Leben

Den verschiedenen Phasen im Leben einer Frau – Pubertät, Schwangerschaft, Geburt und Wochenbett sowie Wechseljahre – schenkt Ayurveda, die traditionelle Medizin Indiens, sehr große Aufmerksamkeit. Und so nimmt es nicht wunder, dass diese alte Medizintradition über eine reiche Palette an hilfreichen Maßnahmen und Ratschlägen für Frauen in den Wechseljahren verfügt. Folgender kleiner Exkurs soll Ihnen die grundlegenden Konzepte der traditionellen Medizin Indiens erläutern.

Die »Mutter der Medizin«

Die Anfänge der ayurvedischen Lehre reichen bis etwa in das dritte Jahrtausend vor Christus zurück. Ayurveda bildet die Basis vieler Heilsysteme außerhalb Indiens, etwa der Traditionellen Chinesischen Medizin. Auch unsere abendländische Medizin wurde entscheidend vom ayurvedischen Wissensgut beeinflusst. Von den Hippokratikern, den Begründern der empirischen Medizin, ist beispielsweise überliefert, dass sie in enger Anlehnung an die ayur-

Wissen vom Leben

Der Begriff Ayurveda setzt sich zusammen aus »ayus« (Leben) und »veda« (Wissen). Hieraus ergibt sich »Wissen vom Leben«, medizinische Lehre und Lebenskunst in einem. Denn obgleich die Medizin eine bedeutende Säule des ayurvedischen Gesamtkonzepts darstellt, ist dieses nicht nur heilkundlich ausgerichtet. Vielmehr erfasst Ayurveda alle Aspekte des täglichen Lebens und findet demgemäß in gesunden wie in kranken Tagen gleichermaßen nutzbringende Anwendung.

AYURVEDA

vedische Lehre behandelt haben. Nicht umsonst wird Ayurveda als »Mutter der Medizin« bezeichnet.

Ein ganzheitliches Weltbild

Die grundlegende These des Ayurvedas beruht darauf, dass alles in der Natur, damit auch wir Menschen, aus den gleichen »Grundbausteinen« zusammengefügt ist – den fünf Elementen Feuer, Wasser, Erde, Luft und Äther. Aufgrund dieses gemeinsamen Ursprungs steht alles in einer immerwährenden Wechselbeziehung zueinander: Jeder Mensch wird von zahlreichen inneren und äußeren Einflüssen geprägt und in seinem Befinden beeinflusst.

Das holistische Weltbild des Ayurvedas findet seinen Ausdruck unter anderem in der Lehre von den fünf Elementen und den drei Dosha, genannt Vata, Pitta und Kapha.

Das Konzept von den drei Dosha ist ein wichtiger Schlüssel zum Verständnis des Ayurvedas. Die Dosha generieren sich aus den fünf Elementen, indem diese sich zu Paaren vereinen: Raum (Äther) und Luft (Wind) werden zu Vata, Feuer und Wasser zu Pitta, Erde und Wasser zu Kapha.

Der Sanskrit-Begriff »Dosha« lässt sich übersetzen mit »Stütze«, was bereits dessen Funktion verdeutlicht: Dosha können demgemäß als biologische Grundprinzipien betrachtet werden, die den Organismus unterstützen, indem sie alle körperlichen und seelischen Vorgänge steuern.

Jedes einzelne Dosha ist in allen Zellen, Geweben und Organen des Körpers wirksam und prägt die verschiedenen Erscheinungstypen der Menschen, sowohl im gesunden wie im kranken Zustand. Die in jedem Menschen vorhandenen drei Dosha sind von Geburt an in einem für jeden Menschen charakteristischen

Verhältnis angelegt, wobei ein oder zwei Dosha dominieren können. Entsprechend geht man im Ayurveda von verschiedenen Typen oder Konstitutionen aus. Die Konstitution gibt Aufschluss über Stärken, aber auch Schwachstellen des Menschen, erlaubt Aussagen über die Krankheitsanfälligkeit und erklärt die unterschiedlichen Reaktionen auf Ernährung, Sinneseindrücke, Klima oder Lebensumstände.

Vata, Pitta und Kapha sind wechselseitig voneinander abhängig. Eine Disharmonie der Dosha kann körperlichen wie psychischen Erkrankungen den Weg ebnen.

Die drei Dosha

Vata-Dosha

Es entsteht aus der Verbindung der beiden Elemente Luft und Äther und steht für das Prinzip der Bewegung und des Wechsels, für Leichtigkeit, Instabiles und sich Veränderndes.

Eigenschaften von Vata-Typen:
- Leichter Knochenbau und schlanke Figur
- Schwach entwickelte Muskulatur
- Eher dunkler Teint mit Neigung zu Muttermalen und trockener Hauttyp
- Wenig Haarwuchs, brüchige Nagelsubstanz
- Unterschiedlich stark ausgeprägter Appetit und unregelmäßige Verdauung
- Abneigung gegen kaltes und windiges Wetter
- Neigung zu Sorgen und Kummer sowie zu leichtem und unterbrochenem Schlaf
- Schnelle Auffassungsgabe und gutes Kurzzeitgedächtnis
- Reagiert empfindsam auf seine Umgebung (geräusch- und berührungsempfindlich)

- Fantasiebegabt, große Begeisterungsfähigkeit
- Oftmals schwach ausgeprägter Wille und Selbstvertrauen
- Hektisch, sprunghaft, ermüdet schnell

Pitta-Dosha

Es generiert sich aus den Elementen Feuer und Wasser und steht für Wärme und (Stoffwechsel-)Aktivität.

Eigenschaften von Pitta-Typen:

- Mittelschwerer Körperbau und mittelstarke Muskulatur
- Hellerer Teint mit Neigung zu Sommersprossen und Muttermalen sowie einem stärker durchfeuchteten, weichen und sonnenempfindlichen Hauttyp
- Feines Haar mit Neigung zu Haarausfall und Grauhaarigkeit, weiche Nagelsubstanz
- Stark ausgeprägter Hunger und viel Durst, gute Stoffwechselfunktionen
- Normaler Schlaf
- Neigung zu verstärktem Schwitzen
- Arbeitet sehr systematisch und organisiert
- Abneigung gegen Hitze
- Bevorzugt kalte Speisen und kühle Getränke
- Unternehmungslustig, kühn, ehrgeizig (»Führernaturen«)
- Empfindliche Reaktionen auf Nahrungsgifte, Drogen und ungute Atmosphäre
- Gute Auffassungsgabe, scharfsinnig, analytisch und rhetorisch begabt, konzentrationsfähig
- Hitzig, ungeduldig, eifersüchtig

Kapha-Dosha

Es ist das aus den beiden Elementen Wasser und Erde abgeleitete Dosha und repräsentiert Schwere und Stabilität.

Eigenschaften von Kapha-Typen:

- Stabiler, schwerer Knochenbau mit Neigung zu Übergewicht
- Gut entwickelte Muskulatur, kaum sichtbare Venen
- Heller Teint mit normalem bis fettem Hauttyp
- Kräftiges, dunkles und häufig welliges Haar, starke Nagelsubstanz
- Regelmäßiger Appetit, eher träge Verdauung, wenig Schweißabsonderungen, tiefer Schlaf
- Ausdauernd, entspannt, ruhig und beständig
- Bedächtig, erdverbunden, an Körperempfindungen orientiert
- Langsame Auffassungsgabe, aber gutes Langzeitgedächtnis
- Tolerant, vergebend, Liebe schenkend
- Oft wenig ausgeprägter Wille und Selbstvertrauen
- Besitzgierig und lethargisch

Harmonie der Dosha für das Wohlbefinden

Zentrales Anliegen jedweder Maßnahmen der ayurvedischen Medizin ist es, die Balance der drei Dosha zu erhalten oder wiederherzustellen. Denn ihr Gleichgewicht ist bestimmend für die umfassende Gesundheit eines Menschen. Eine der zentralen Methoden, um die Dosha auszugleichen, ist Panchakarma – die »fünf Handlungen«. Diese mittlerweile auch hierzulande sehr beliebte Kur besteht aus einem Komplex reinigender Behandlungen, die sich – wie ihr Name impliziert – in fünf verschiedene Zyklen gliedern.

Ayurvedischer Blick auf die Wechseljahre

Aus Sicht des Ayurveda bleibt in der Prämenopause Pitta zwar gleich, Vata steigt jedoch bereits an. Wenn die Menstruation aussetzt, fährt Pitta herunter und Vata steigt weiter an. Diese Situation führt zu den bekannten Symptomen wie Schweißausbrüchen und Stimmungsschwankungen. Entsprechend zielen die ayurvedischen Therapien darauf ab, Vata zu reduzieren und primär Pitta und sekundär auch Kapha zu stärken.

AYURVEDA

Die Purvakarma-Therapien

Bevor die eigentliche Reinigung stattfinden kann, müssen die in Geweben und Organen angelagerten Gifte und Stoffwechselschlacken, genannt Ama, aktiviert und gelöst werden. Dies geschieht durch die Anwendungen des Purvakarma.

- **Abhyanga – Ganzkörpermassage mit Ölen**
  Dabei wird der gesamte Körper, einschließlich des Kopfes, mit auf etwa 39 °C erwärmten pflanzlichen Ölen massiert. Diese so genannten Tailas, meist Sesam- oder Kokosöl, sind mit verschiedenen Heilkräutern versetzt. Das Abhyanga regt Kreislauf und Stoffwechsel an, beruhigt das Nervensystem, kräftigt die Muskulatur, stärkt Immunsystem und Verdauungskraft und regt die inneren Organe über ihre Reflexzonen in der Haut an (S. 209 ff.).

- **Swedana – Schwitzbehandlung**
  Beim »Schwitzkasten« sitzt man auf einem Stuhl in einem großen Kasten, in den warmer Wasserdampf eingeleitet wird. Vorher gibt es ein Abhyanga mit Sesamöl. Ein Swedana wird bei Erkältungskrankheiten, Nieren- und Blasensteinen, nichtentzündlichen rheumatischen Erkrankungen, Muskelverspannungen sowie bei Wirbelsäulenbeschwerden empfohlen (S. 216 f.).

- **Samvahana – Synchronmassage**
  Die angenehmste unter den Panchakarma-Behandlungen (Anwendung, S. 215).

- **Shirodhara – Stirnguss mit Öl**
  In kontinuierlichem Strom ergießen sich erwärmte Öle auf die Stirn und bringen tiefe Entspannung. Shirodara harmonisiert damit das gesamte Nervensystem, beruhigt und verleiht innere Ruhe. Ideal bei nervlichen Störungen, chronischen Kopfschmerzen und Migräne, Schlaflosigkeit und Erschöpfungszuständen.

Nach diesen Vorbereitungen erfolgt das Pradhanakarma, die Ausleitung der gelösten Giftstoffe durch die fünf Maßnahmen des Pradhanakarma:

- **Vamana – therapeutisches Erbrechen**
  Der weniger angenehme Teil – das Erbrechen, ausgelöst durch das Trinken von viel Milch, gefolgt von der Einnahme von in Milch gelöstem Steinsalz, Honig und ayurvedischen Heilkräutern.

- **Virecana – Abführen**
  Die ausleitende Darmbehandlung mit stets sehr mildem und ausgewogen zusammengesetztem Abführmitteln. Auch hierzulande bekannt ist Rizinusöl, das mit etwas Wasser und Milch vermischt verabreicht wird.

- **Vasti – Darmeinlauf**
  Vasti bedeutet Büffelblase, die man früher auch tatsächlich für diese Anwendung verwendete. Vasti besitzt große Bedeutung, denn er leitet überschüssige Dosha als Giftstoffe aus.

- **Nasya – Behandlung der Nasenschleimhaut**
  Mit Nasya bezeichnet man die Gabe medizinierter Öle oder Puder durch die Nase, um Schlacken- und Giftstoffe aus dem Kopfraum, vor allem aus der Nase, den Ohren, dem Rachen und dem Mund zu entfernen. Nicht umsonst heißt diese Anwendung auch Shirovirecana, was so viel bedeutet wie »Abführen aus dem Kopf« (S. 214).

- **Raktamoksha – Aderlass**
  Wörtlich übersetzt bedeutet Raktamoksha »Befreien von Blut«. Dabei wird der Patient durch Anritzen einer Vene, Einführen einer Kanüle oder eines Venenkatheters sowie durch Anlegen von Blutegeln oder einer Glasglocke zur Ader gelassen (Phlebotomie).

Panchakarma

Die Anwendungen des Panchakarma sind genau das, was die meisten Menschen mit Ayurveda verbinden: Ölmassagen, Ölbäder, Ölgüsse, Öl... Sicherlich nicht ganz zu Unrecht, denn die Anwendungen mit Ölen sind ein wichtiger Bestandteil dieser Behandlungszyklen.

Doch Panchakarma ist wesentlich mehr. Ihm liegt ein jahrtausendealtes bewährtes System mit genauen Empfehlungen zugrunde, die seine Behandlungen erst zu dem machen, was sie sind: ein Jungbrunnen für Körper und Seele, die unser geistig-seelisches wie auch körperliches Wohlbefinden deutlich verbessern.

Die Therapien des Panchakarma sind ganzheitlich wirksam im eigentlichen Sinn; ihre positiven Effekte beeinflussen Körper, Geist und Seele gleichermaßen. Zum einen dienen sie der intensiven Entschlackung und dem Abbau schädlicher Stoffe, zum anderen regen sie die körpereigenen Selbstheilungskräfte intensiv an und stärken das Immunsystem.

Nicht zuletzt harmonisiert Panchakarma unser Hormonsystem wirksam und nachhaltig. Nachfolgend eine Übersicht der einzelnen Anwendungen des Panchakarma.

Streng genommen müssten die Anwendungen des Panchakarma von erfahrenen Ayurveda-Therapeuten durchgeführt werden. Es gibt jedoch einige, die sich besonders in den Wechseljahren empfehlen und die Sie durchaus problemlos selbst bei sich ausprobieren können.

Diese lernen Sie im Anschluss kennen. Sie sind zum Teil etwas vereinfacht und auf die Möglichkeiten, die wir hier in unserem Alltag haben, zugeschnitten, was der positiven Wirkung jedoch keinerlei Abbruch tut.

Abhyanga – Massage mit Sesamöl

Hierzulande mit am besten unter den ayurvedischen Anwendungen bekannt ist das Abhyanga, die Massage des ganzen Körpers mit erwärmten pflanzlichen Ölen. Regelmäßig, am besten täglich, durchgeführt, regt es Kreislauf und Stoffwechsel an, stärkt Verdauung und Muskulatur, beruhigt das Nervensystem und kräftigt über die Reflexzonen in der Haut die inneren Organe. Vor allem aber: Das Massieren mit Öl regt die Hormonproduktion stark an, was letztlich die gute Wirkung erklärt, die Ayurveda dem Abhyanga in den Wechseljahren zuschreibt.

Die beste Zeit für das Abhyanga ist morgens nach dem Aufstehen, noch vor der Morgentoilette und dem Frühstück. Wenn Sie es jedoch morgens ohnehin schon immer eilig haben und sich nicht entspannt genug für eine solche Anwendung fühlen, können Sie die Massage natürlich auch abends, allerdings vor dem Essen, durchführen.

Ayurvedische Massageöle

Die im Ayurveda verwendeten Öle vitalisieren und stärken und wirken so belebend auf den ganzen Organismus. Sesam- und Kokosöl eignen sich prinzipiell für alle Konstitutionen. Während das Sesamöl eher bei fetter Haut und bei einem Körperbau, der zu Übergewicht neigt (Pitta- und Kapha-Typen), zu empfehlen ist, ist Kokosnussöl das passende Pendant für den schlanker gebauten Typen oder bei Neigung zu trockener Haut (Vata-Typen). Sesamöl wirkt erwärmend, Kokosnussöl hingegen mild und kühlend.

Je nach Konstitution empfiehlt Ayurveda noch einige andere Öle:
- Olivenöl für Kapha-Typen
- Kokosöl für Pitta-Typen
- Mandel- und Aprikosenöl für Vata-Typen

Alles, was Sie für das Abhyanga benötigen, ist gereiftes Sesam- oder Kokosöl, das Sie im Wasserbad auf etwa 39 °C erwärmen, zwei Handtücher und zehn Minuten Zeit. Zur Herstellung von gereiftem Sesamöl erwärmen Sie einen größeren Vorrat an Sesamöl bei geringer bis mittlerer Hitze in einem Topf auf dem Herd. Wenn 110 Grad erreicht sind, beginnt das Öl zu brutzeln. Nehmen Sie dann sofort den Topf vom Herd, lassen Sie das Öl abkühlen und füllen Sie es in eine Vorratsflasche um.

So wird's gemacht:
- Setzen Sie sich in Ihrem Badezimmer, in dem es angenehm warm sein sollte, bequem auf einen Stuhl oder Hocker.
- Nehmen Sie ein wenig Öl in Ihre beiden Hände – verwenden Sie jedoch nur so viel, dass es einen dünnen Film auf der Haut bildet und nicht tropft.
- Beginnen Sie das Abhyanga auf der Kopfhaut, an den Ohren und im Gesicht, welche Sie mit kreisenden Bewegungen massieren. Dabei sollte der Druck Ihrer Finger nicht zu fest sein.
- Weiter geht es mit sanften Massagen von Hals, Nacken, Brustbein und Bauch. Letzteren sollten Sie mit den Handflächen im Uhrzeigersinn kreisend massieren.
- Anschließend sind Arme, Hände, Beine und Füße an der Reihe, an denen Sie mit festem Druck auf- und abstreichen.
- Massieren Sie etwa zehn Minuten täglich. Das Öl zieht nach einigen Minuten in die Haut ein.
- Nach der Massage nehmen Sie ein warmes Bad oder eine warme Dusche. Das Öl bleibt trotzdem über den ganzen Tag wie ein feiner Film auf der Haut und hüllt Sie schützend ein.

Teilmassagen

Wenn Sie einmal nicht so viel Zeit haben, empfehlen sich Teilmassagen von Gesicht, Ohren, Händen und Füßen. Verwenden Sie dazu ein Öl, das Ihrer Konstitution und natürlich auch Ihrem Geschmack entspricht. Lassen Sie es einige Minuten einwirken. Währenddessen können Sie sich Ihrer Zahn- und Mundpflege widmen. Nach der Massage spülen Sie das überschüssige Öl unter der Dusche ab.

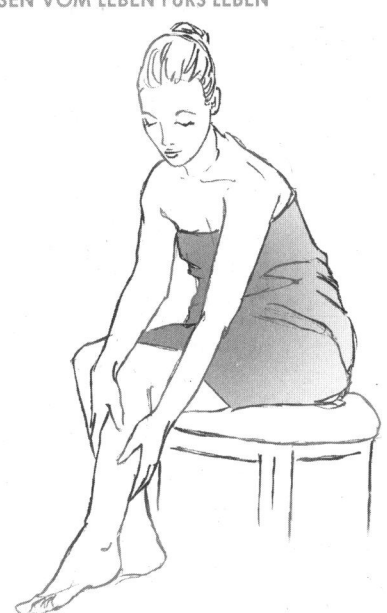

Gharshan – Reibemassage

Gharshan ist eine Ganzkörpermassage, die mit Handschuhen aus Rohseide (erhältlich in Apotheken oder medizinischen Fachgeschäften) ausgeführt wird. Sie regt Stoffwechsel und Kreislauf an und stimuliert die Bindegewebe auf sanfte Weise. Ayurveda empfiehlt sie daher auch, wenn der Stoffwechsel träge und die Zirkulation im Körper eingeschränkt ist. Gharshan leitet Verunreinigungen und Giftstoffe aus dem Körper. Darüber hinaus eignen sich diese Massagen hervorragend, um ein paar überschüssige Pfunde loszuwerden und der Cellulite zu Leibe zu rücken. Sie stimulieren über den Stoffwechsel und den Kreislauf auch das Fettgewebe und fördern so die Gewichtsabnahme.

Gharshan sollte ebenfalls gleich morgens nach dem Aufstehen durchgeführt werden. Sie benötigen dafür nicht mehr als drei bis vier Minuten.

So wird's gemacht:
• Generell gilt: An Oberschenkeln, Unterschenkeln und Armen machen Sie lange Bürstenstriche, von oben nach unten und wieder zurück. An den Gelenken massieren Sie dagegen in kreisenden Bewegungen.

AYURVEDA

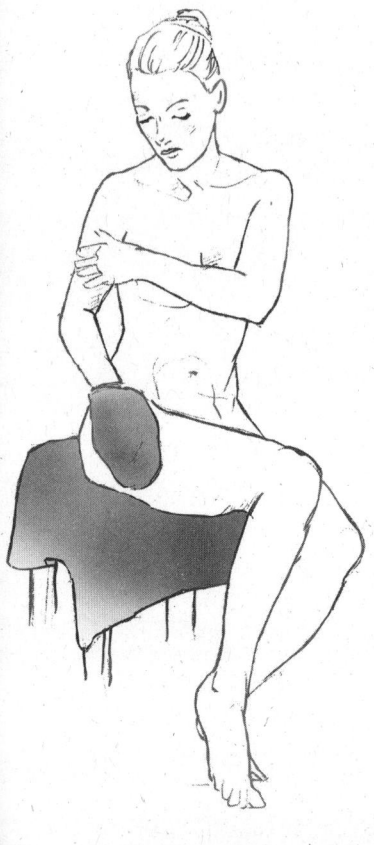

- Beginnen Sie Gharshan am Nacken und bürsten Sie von dort über die Schultern nach unten.
- Über den Schulter-, Ellbogen-, Hand- und Fingergelenken massieren Sie in kreisenden Bewegungen, an den Ober- und Unterarmen sowie an den Handrücken dagegen in langen, kräftigen Strichen.
- Nach der Massage des oberen Rückens und der Arme fahren Sie an der Brust fort.
- Sparen Sie dabei den Herzbereich und die Brüste aus. Massieren Sie nur oberhalb der Brüste in langen, horizontalen Strichen mehrmals von oben nach unten und wieder zurück.
- Den Bauch behandeln Sie ebenso mit langen Bürstenstrichen, zweimal horizontal und zweimal diagonal.
- Anschließend sind die Hüften an der Reihe, die Sie kräftig kreisförmig massieren.
- Mit langen Strichen über Ober-, Unterschenkel und Füßen, mit kreisenden Bewegungen über den Kniegelenken und Knöcheln schließen Sie die Massage ab.

Gandusha – Mundspülung mit Sesamöl oder Ghee

Für diese ayurvedische Mundspülung nehmen Sie einen Mund voll Sesamöl und behalten es für eine gewisse Zeit im Mund. Sobald die Augen tränen und die Nase etwas zu laufen beginnt, brechen Sie die Gandusha ab, denn dies ist das Zeichen dafür, dass sie ihre Wirkung entfaltet hat. Die Gandusha ist einerseits zur Pflege des Mund-Rachen-Raums gedacht sowie zur Stärkung des Immunsystems – schließlich leitet sie Krankheitserreger und Giftstoffe aus dem Körper. Andererseits übt die Mundspülung eine sehr positive Wirkung auf das Hautbild aus, die Sie schon nach wenigen Anwendungen bei sich feststellen werden: Ihre Haut wird straffer, glatter und sieht wesentlich jünger und frischer aus.

So wird's gemacht:

- Setzen Sie sich aufrecht auf einen Stuhl und halten Sie Kopf und Rücken gerade. Gut ist es, wenn Sie vor der Gandusha noch für ein bis zwei Minuten Ihre Schultern, den Hals und den Nacken mit etwas warmem Sesamöl massieren und mit einem erwärmten Handtuch sanft in die Haut einreiben.
- Nun nehmen Sie einen großen Schluck des Sesamöls in den Mund, das zuvor im Wasserbad auf etwa 42 °C (nicht heißer) erwärmt werden sollte. Saugen Sie das Öl zwischen Ihren Zähnen hindurch. Wenn Sie möchten, können Sie auch vorsichtig damit gurgeln.
- Behalten Sie die Flüssigkeit so lange im Mund, bis sich die oben genannten Symptome zeigen. Die Dauer der Gandusha sollte jedoch zehn Minuten nicht übersteigen. Falls sich die Wirkung vorher einstellt, beenden Sie die Anwendung früher.
- Spucken Sie das Sesamöl aus und bleiben Sie noch ein wenig entspannt sitzen. Bei Bedarf können Sie die Anwendung auch wiederholen.

Snehavaghaha – Ölbad

Eine sehr angenehme Sache ist das Sitzen in einer mit Öl gefüllten Badewanne. Da dies den Inhalt des Geldbeutels arg in Mitleidenschaft ziehen kann – hochwertige Öle sind nicht ganz billig – weichen Sie alternativ auf eine Mischung aus warmem Wasser und Öl aus.

Das Snehavaghaha entspannt den gesamten Organismus, erhöht die körperliche und geistige Vitalität, beruhigt die Dosha und ist deshalb wunderbar zur Regeneration auf allen Ebenen geeignet.

AYURVEDA

So wird's gemacht:

- Lassen Sie Wasser in die Badewanne einlaufen und geben Sie so viel Öl dazu, bis das Verhältnis Wasser zu Öl 10:1 beträgt.
- An Ölen eignen sich Sesamöl oder die anderen Öle für Ihren jeweiligen Konstitutionstyp.
- Bleiben Sie nicht länger als 15 Minuten in der Wanne (auch wenn es noch so angenehm ist), trocknen Sie sich dann gut ab und ruhen Sie sich anschließend noch ein wenig aus.

Übrigens: Falls Sie eine ausgeprägte Kapha-Konstitution besitzen oder derzeit unter Kapha-Störungen (Erkältungskrankheiten wie Nasennebenhöhlenentzündungen etc.) leiden, sollten Sie kein Snehavaghaha durchführen.

Nasya – Nasenspülung

Wie oben bereits kurz erläutert, bezeichnet man mit Nasya die Applikation medizinierter Öle oder Puder durch die Nase, um Schlacken- und Giftstoffe aus dem Kopfraum zu entfernen. Bei dieser recht umfangreichen Anwendung werden im Anschluss an speziell aufeinander abgestimmte Ölmassagen von Kopf, Nacken und Schultern medizinierte Kräuteröle in den Nasen-Rachen-Raum eingebracht sowie Rachen- und Mundspülungen mit Ölen durchgeführt. Das dient unter anderem der Reinigung, Beruhigung und Ernährung der Dhatu, der Körpergewebe, sowie der drei Dosha. Insgesamt gibt es fünf verschiedene Arten von Nasya, je nach der zu behandelnden Beschwerde, die jedoch bis auf eine von erfahrenen Ayurveda-Therapeuten durchgeführt werden sollten. Die einfache Variante zum Selbermachen ist das Pratimarsha Nasya, das Sie jederzeit selbst anwenden können.

So wird's gemacht:

- Tauchen Sie Ihren Zeigefinger in Öl und bringen Sie ein bis zwei Tropfen in Ihre Nasenlöcher ein.
- Dann ziehen Sie das Öl durch leichtes Einatmen in die Nase hoch.

Weitere Anwendungen des Panchakarma

Die nachfolgenden Anwendungen sollten und können Sie nur von geschulten und erfahrenen Ayurveda-Ärzten und -Therapeuten durchführen lassen. Auch sie sind ideal in den Wechseljahren.

Samvahana – Synchronmassage

Wie bereits erwähnt gilt das Samvahana mit als die angenehmste unter den Panchakarma-Behandlungen: Vier oder sechs geschickte Hände massieren Ihren ganzen Körper von oben bis unten sanft mit warmen medizinierten Ölen – und dies in vollkommener Übereinstimmung der Bewegungen. Nach einer Weile stellt sich das Gefühl ein, dem Hier und Jetzt zu entschweben, denn das Samvahana hat eine überaus beruhigende Wirkung auf das Nervensystem, es entspannt Geist und Seele. Die zarten, absolut synchron – auch was Geschwindigkeit und Druckintensität anbelangt – ausgeführten Berührungen lösen eine heilsame und regenerierende Wirkung auf das Geist-Körper-System aus und helfen, zum inneren Gleichgewicht zurückzufinden.

Eine sanfte Landung ist bei der entrückenden Synchronmassage inbegriffen.

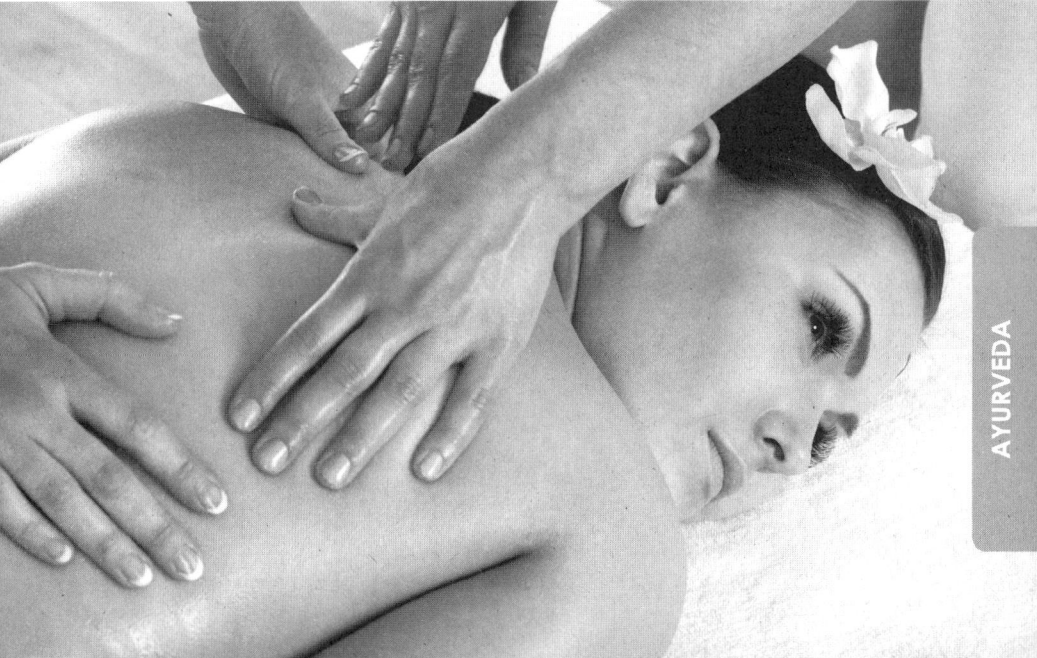

AYURVEDA

Shirodhara – Stirnguss mit Öl

Ein »Klassiker« unter den ayurvedischen Heilanwendungen: Kaum ein Bericht über die alte indische Gesundheitslehre kommt ohne eine Abbildung von Shirodhara aus. Dieser Ölguss auf die Stirn wird vor allem bei Störungen des Hormon- und Nervensystems sowie bei Erschöpfungszuständen zur Regeneration eingesetzt.

Shirodhara harmonisiert das gesamte Nervensystem, beruhigt, gleicht aus und verleiht innere Ruhe. Auch bei Haarausfall zeigt diese Behandlung gute Heilerfolge.

Die verwendeten Öle haben eine Temperatur von bis zu 25 °C und sind mit bestimmten heilkräftigen Kräuteressenzen versetzt. Zur Behandlung legen Sie sich rücklings auf einen Tisch und beugen den Kopf entspannt etwas nach hinten. Der warme Ölstrahl wird in kontinuierlichem Fluss auf den oberen Teil der Stirn gegossen – genau auf das »dritte Auge« in der Mitte der Stirn. In der Regel dauert ein Shirodhara knapp 40 Minuten. Nach dem Guss sollten Sie noch für zehn bis 15 Minuten liegen bleiben, um langsam wieder in die Gegenwart zurückzukehren. Der warme Strom heilender Substanzen bringt tiefe Entspannung, die fast bis zur »Entrückung« geht. Ein unvergessliches Erlebnis für alle Sinne.

Swedana – Schwitzkasten

Im Panchakarma gibt es viele Schwitzbehandlungen. Die bekannteste ist der »Schwitzkasten«. Bei dieser traditionellen Anwendung sitzen Sie auf einem Stuhl in einem großen Kasten, in den warmer Wasserdampf (etwa 39 °C) eingeleitet wird – der Kopf schaut dabei oben heraus. Vorher erhalten Sie ein Abhyanga mit Sesamöl. Die durch die Massage gelösten Gift- und Schlackenstoffe werden vom Blut abtransportiert und ausgeschwitzt. Obwohl die meisten Menschen sich beim Swedana äußerst wohlfühlen, achtet der Therapeut stets darauf, dass Sie nicht zu lange im Schwitzkasten bleiben: Sobald der erste Schweiß von der Stirn läuft und Sie sich am ganzen Körper warm und gut durchblutet fühlen, werden noch etwa fünf Minuten zugegeben; dann wird das Swedana beendet. Nun reiben Sie sich sorgfältig mit mehreren Handtüchern ab und nehmen anschließend ein Bad oder eine Dusche.

Shirovasti – »Kopfeinlauf« mit Öl

Die Übersetzung von Shirovasti lautet wortwörtlich »Kopfeinlauf«. Nun hat unser Schädel bekanntermaßen keine natürliche Öffnung für diesen Zweck, und so behilft man sich im Ayurveda mit einem Lederhut, der auf den Kopf gesetzt wird. Er ist nach oben offen und schließt mit Hilfe von Gazetüchern dicht am Kopf ab. Diesen Kopfputz füllt man mit heilkräftigen Ölen, die individuell für jeden Menschen ausgewählt werden, und belässt ihn je nach Konstitutionstyp und zu behandelnder Beschwerde bis zu 50 Minuten auf dem Kopf. Wichtig beim Shirovasti ist, dass die Temperatur des Öls immer konstant bleibt. Wenn die Nase zu laufen beginnt, ist dies das Zeichen für den Therapeuten, dass das Shirovasti wirksam war. Das Öl wird mit Schwämmen oder Tüchern wieder aufgenommen und der Lederhut vorsichtig vom Kopf entfernt.

Nach dem Shirovasti folgt in der Regel eine Ölmassage von Kopf, Nacken und Rücken und ein warmes Bad. Dieses Ölbad für den Kopf entfaltet tief greifend harmonisierende Wirkungen auf Seele, Geist und Körper und wird im Ayurveda deshalb auch gerne bei nervös bedingten Störungen eingesetzt.

Pflanzen für das Leben

Viele Pflanzen gelten in Indien als heilig – entsprechend sind die Arzneimittel der ayurvedischen Heilkunde überwiegend pflanzlichen Ursprungs. Über 600 Pflanzen sind in den jahrtausende-

AYURVEDA

alten Ayurveda-Schriften explizit beschrieben. Darunter kennt das Wissen vom Leben eine ganze Reihe von Pflanzen, die besonders gut in den Wechseljahren wirken. Hier eine kleine Auswahl davon. Die genannten Pflanzen wie auch Ghee bekommen Sie inzwischen in vielen Apotheken sowie in gut sortierten Drogerien und Reformhäusern.

Shatavari (Aspargus racemosus)

Das Beste gleich zuerst: Shatavari ist die Nummer eins unter den ayurvedischen Heilpflanzen in den Wechseljahren. Die Pflanze gilt als »Ginseng für Frauen«, denn sie stärkt die weiblichen Geschlechtsorgane in ihrer Gesamtheit und reguliert den Hormonhaushalt.

Wissenschaftliche Studien kamen darüber hinaus zum Ergebnis, dass Shatavari das Gewicht der Gebärmutter deutlich erhöht und auch die weiblichen Brüste kräftigt. In den alten Ayurveda-Texten ist es zudem als hochwirksames Regenerationsmittel erwähnt, welches Gedächtnis, Konzentration und nicht zuletzt das Immunsystem stärkt. Damit nicht genug: Shatavari fördert auch die Sehkraft und lindert Magenbeschwerden.

Ashoka (Saraca indica)

Auf Rang zwei in Sachen hormoneller Ausgleich rangiert der Ashoka-Baum. Der aus seiner Rinde hergestellte Kräuterwein ist ein auch von schulmedizinischen Gynäkologen Indiens vielfach verordnetes Heilmittel bei zahllosen Frauenleiden.

Ashoka ist angezeigt bei Erkrankungen der Gebärmutter sowie bei allen Beschwerden rund um die Menstruation, bei Hormonstörungen und bei Ungleichgewichten im Hormonhaushalt. Es reguliert den Zyklus und bessert Wechseljahresbeschwerden.

Bala (Sida cordifolia)

Auch diese ist eine der wertvollsten Heilpflanzen der ayurvedischen Medizin für die Wechseljahre. Zudem bedient sich Ayurveda der Wirkung von Bala bei neurologischen und rheumatischen Beschwerden sowie zur allgemeinen Stärkung.

Rasayana: Arzneien zum Essen

Die wörtliche Übersetzung dieses Sanskrit-Begriffs, »im Fluss halten«, verdeutlicht bereits die Wirkung, die diese Zubereitungen nach ayurvedischer Auffassung besitzen: Rasayana fördern den Fluss der Lebensenergien und helfen, körperliche wie geistige Funktionen aufrechtzuerhalten. Sie werden daher zur Steigerung der Leistungsfähigkeit und der Abwehrkraft sowie zur Vorbeugung verordnet. Ayurveda schreibt ihnen vielfältige Wirkungen zu, unter anderem Hormonstimulation, Regeneration und Erhöhung der Konzentrationsfähigkeit. Kurzum, Rasayana gelten als »Nektar der Unsterblichkeit« und werden daher auch in den Wechseljahren verordnet.

Unter den ayurvedischen Komplexmitteln finden sich auch einige Nahrungsmittel – unter anderem Ghee, Honig und Milch. Bei Ghee handelt es sich um gereinigte Butter, die jedoch nicht wie hierzulande üblich aus Milch, sondern aus Joghurt hergestellt wird. Joghurt hat einen bakteriellen Gärungsprozess durchlaufen, der die aus ihm gewonnene Butter maßgeblich in ihren Qualitäten beeinflusst. So lässt sich Ghee aus »Joghurt-Butter« über Jahrzehnte aufbewahren, ohne ranzig zu werden – und das im heißen Indien.

Ghee besitzt umfassende Heilwirkungen – je älter, desto ausgeprägter: Er reguliert die Dosha, stärkt das Immunsystem, regeneriert, fördert geistige Leistungskraft sowie Konzentration und wird zur Stärkung des Hormonsystems empfohlen.

AYURVEDA

219

Die beiden anderen natürlichen Rasayana Milch und Honig gelten auch hierzulande von alters her als universell anwendbare Arzneien. Man denke an die zahllosen Rezepturen mit Honig, deren sich die Heilkundigen des alten Ägyptens bedienten, und nicht umsonst wird den Kindern Israels im Alten Testament als neue Heimat ein Land verheißen, in dem »Milch und Honig fließen«.

Noch ein Tipp gegen Scheidentrockenheit

Bei Trockenheit der vaginalen Schleimhäute empfiehlt sich ein Pice, ein Scheidenwickel mit Ghee. Dazu nehmen Sie einen Tampon, tauchen diesen in flüssigen Ghee, der auf Körpertemperatur erwärmt wurde, und führen ihn in die Scheide ein. Lassen Sie ihn für drei Stunden oder über Nacht einwirken. Diese Prozedur sollte sieben Tage ohne Unterbrechung durchgeführt werden. Danach sieben Tage pausieren und falls nötig wiederholen.

Literaturempfehlungen

Dinah Rodrigues
Hormon-Yoga
Das Standardwerk zur hormonellen Balance in den Wechseljahren
Schirner Verlag
ISBN 978-3-8434-0220-0

Kerstin Rosenberg
Das Ayurveda-Praxisbuch für Frauen
AT Verlag
ISBN 978-3-85502-976-1

Stiftung Warentest 2011
Asiatische Heilkunde
ISBN 978-3-86851-110-9

Birgit Frohn
Lexikon der Heilpflanzen
Weltbild Verlag
ISBN 978-3-8289-3509-9

Birgit Frohn, Dr. Hans-Heinrich Rhyner
Heilpflanzen im Ayurveda
AT Verlag
ISBN 978-3-03800-279-6

Nicole Menche (Hrsg.)
Biologie Anatomie Physiologie
Urban & Fischer Verlag
ISBN 978-3-437-26801-4

Nützliche Internet-Adressen

www.in-menopause.de
Eine sehr umfangreiche Plattform: Sie gibt detailliert Auskunft über Hormone sowie über die hormonellen Veränderungen und deren Auswirkungen. Darüber hinaus hält sie Wissenswertes über Behandlung und Diagnose von Wechseljahrsbeschwerden bereit.

www.wechseljahre-klimakterium.de
Übersichtlich aufgemacht finden Frauen hier viele wichtige Informationen über die Phase der Hormonumstellung.

www.ratgeber-wechseljahre.de
Einfühlsam und optisch ansprechend werden hier alle wichtigen Themen rund um die Wechseljahre präsentiert.

Stichwortregister

NOTIZEN

NOTIZEN

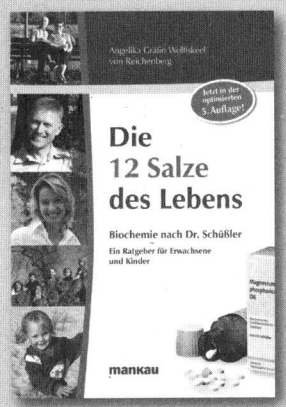

Angelika Gräfin Wolffskeel von Reichenberg

DIE 12 SALZE DES LEBENS

Biochemie nach Dr. Schüßler

12,95 € (D) / 13,40 € (A)

ISBN 978-3-938396-65-0

»In diesem Buch werden die Zusammenhänge sehr klar und verständlich aufgezeigt. Angelika Gräfin Wolffskeel von Reichenberg schreibt umfassend und sehr interessant über die 12 Salze des Lebens in überzeugender und kompetenter Weise.«
Ruth Maria Kubitschek

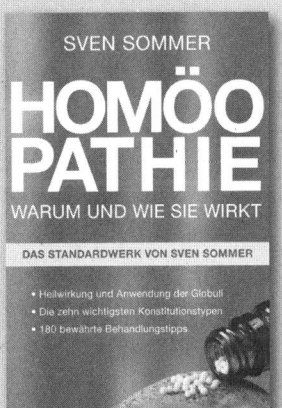

Sven Sommer

HOMÖOPATHIE

Warum und wie sie wirkt

14,95 € (D) / 15,40 € (A)

ISBN 978-3-938396-73-5

Bestseller-Autor Sven Sommer führt den Leser unterhaltsam und leicht verständlich in die faszinierende Welt der Homöopathie ein; sein spannender Einblick in erstaunliche geschichtliche Fakten und wissenschaftliche Erkenntnisse macht deutlich, dass die Homöopathie der Schulmedizin seit zweihundert Jahren einen Quantensprung voraus sein dürfte.

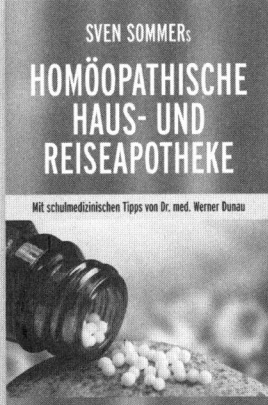

Sven Sommers

HOMÖOPATHISCHE HAUS- UND REISEAPOTHEKE

Mit schulmedizinischen Tipps von Dr. med. Werner Dunau

9,99 € (D) / 10,30 € (A)

ISBN 978-3-86374-010-8

Im praktischen Handtaschenformat für zuhause und unterwegs!

Die »Homöopathische Haus- und Reiseapotheke« gibt Ihnen Tipps zur Diagnose und Behandlung aller gängigen Beschwerden von A bis Z. Homöopathie-Experte Sven Sommer und Schulmediziner Dr. med. Werner Dunau empfehlen bewährte und effektive Maßnahmen zur Linderung und Heilung.

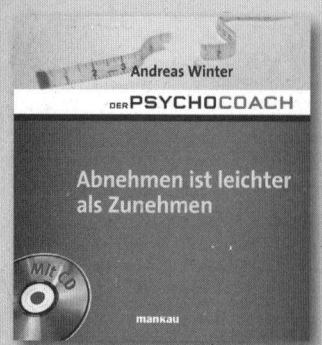

Andreas Winter
ABNEHMEN IST LEICHTER ALS ZUNEHMEN
Mit Starthilfe-CD
14,95 € (D) / 15,40 € (A)
ISBN 978-3-938396-12-4

»In seinem neuen Werk gibt der Mann zahlreiche Tipps. (...) Ihm ist bewusst, dass er damit die Diät-Industrie gehörig auf den Kopf stellt.«   Frankenpost

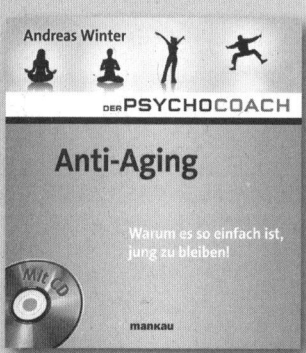

Andreas Winter
Anti-Aging
Warum es so einfach ist, jung zu bleiben!
Mit Starthilfe-CD
14,95 € (D) / 15,40 € (A)
ISBN 978-3-938396-22-3

»Auf gewohnt humorvolle, aber auch wissenschaftlich exakte Weise beantwortet der Psychocoach die vielen Fragen, die sich jeder angesichts des Alterns stellt (...).«   Visionen

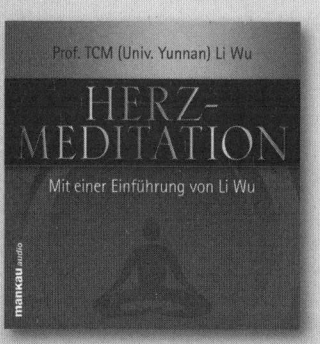

Prof. TCM (Univ. Yunnan) Li Wu
Herz-Meditation (Audio-CD)
Mit einer Einführung von Li Wu
UVP 12,95 € (D) / 12,95 € (A)
ISBN 978-3-938396-71-1

Betreten Sie Schritt für Schritt den heiligen Raum in Ihrem Inneren und erfahren Sie zugleich die Einweihung in das Geheimnis der Geheimnisse – die Erweckung Ihrer eigenen Liebesfähigkeit und zugleich der Fähigkeit, loslassen zu können.

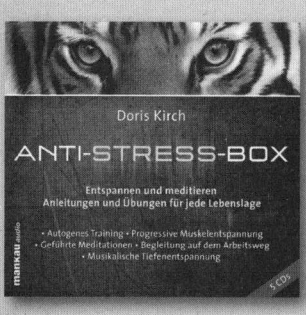

Doris Kirch
Anti-Stress-Box
Entspannen und meditieren
Anleitungen und Übungen für jede Lebenslage
5 Audio-CDs
UVP 29,95 € (D) / 29,95 € (A)
ISBN 978-3-938396-40-7

»Gut nachvollziehbare Anleitungen und die angenehme Stimme von Doris Kirch machen dem Stress schnell den Garaus.«
Hannoversche Allgemeine Zeitung